健康医疗人工智能指数报告2023

HEALTH AI INDEX REPORT 2023

主　编　詹启敏　董尔丹

副主编　张路霞　杜　建

科学出版社

北　京

内 容 简 介

健康医疗人工智能（Health AI）是全球医疗领域人工智能技术相关研究的新热点。本书是继 2020 年首次正式发布之后的第 4 个年度报告，由北京大学健康医疗大数据国家研究院的专家根据健康医疗人工智能领域已发表的科学出版物、获批专利、已注册的临床试验和获批上市的人工智能医疗器械为基础获取相关数据撰写。内容涵盖科学研究概览、科学技术交叉、人类 - 机器协同和人工智能医疗器械 4 个方面。该报告与首版相比，健康医疗人工智能科学出版物进一步分为期刊论文和会议论文进行对比分析，拓展了注册临床试验的数据集，增加了人工智能医疗器械方面的分析，更全面系统地回顾分析了健康医疗人工智能领域 2013—2022 年全球科学研究和临床试验的规模、结构和发展趋势，并结合中国的情况进行比较研究，对该领域的现状进行了全面的阐释和解读。对我国在健康医疗人工智能领域的研发布局、战略规划、人才培养及学科交叉方面具有重要的参考价值。

本书可供健康医疗人工智能相关的临床医护人员、疾病防控人员、健康产业从业人员、前沿科学技术研究人员、健康医疗大数据相关工作人员及国家卫生管理部门参考。

图书在版编目（CIP）数据

健康医疗人工智能指数报告. 2023 / 詹启敏，董尔丹主编. — 北京：科学出版社，2024.5

ISBN 978-7-03-078511-4

Ⅰ. ①健… Ⅱ. ①詹… ②董… Ⅲ. ①人工智能－应用－医疗保健事业－研究报告－中国－2023 Ⅳ. ① R199.2-39

中国国家版本馆 CIP 数据核字（2024）第 094960 号

责任编辑：王海燕　徐卓立 / 责任校对：张　娟

责任印制：师艳茹 / 封面设计：吴朝洪

科 学 出 版 社 出版

北京东黄城根北街 16 号

邮政编码：100717

http://www.sciencep.com

北京汇瑞嘉合文化发展有限公司印刷

科学出版社发行　各地新华书店经销

*

2024 年 5 月第　一　版　开本：720 × 1000　1/16

2024 年 5 月第一次印刷　印张：6 1/4

字数：101 000

定价：88.00 元

（如有印装质量问题，我社负责调换）

《健康医疗人工智能指数报告2023》
编著者名单

主　编　詹启敏　董尔丹

副主编　张路霞　杜　建

编　者　（按姓氏笔画排序）

王　桐　康复大学健康与生命科学学院

史轩宇　北京大学健康医疗大数据国家研究院

白永梅　北京大学健康医疗大数据国家研究院

杜　建　北京大学健康医疗大数据国家研究院

李鹏飞　浙江省北大信息技术高等研究院

张路霞　北京大学健康医疗大数据国家研究院

赵文静　北京大学健康医疗大数据国家研究院

董尔丹　北京大学第三医院

詹启敏　北京大学健康医疗大数据国家研究院

序

很高兴看到由詹启敏院士、董尔丹院士担任主编，北京大学健康医疗大数据国家研究院组织撰写的我国首部全球性《健康医疗人工智能指数报告》正式出版。

健康医疗人工智能这一创新领域对接着两大国家战略：一是健康中国，是落实习近平总书记强调的“科技创新要面向人民生命健康”的具体体现；二是科技强国，健康医疗人工智能已成为我国科技优先布局的战略前沿领域之一。近年来，我国对于优质医疗资源可及化、均衡化的追求催生着医疗人工智能覆盖面不断扩展、内涵不断深化，对于医学模式的变革正在起到不可替代的驱动作用。在新的医疗服务模式方面，通过人工智能手段学习或借鉴先进疾病管理和临床诊疗经验，并向基层医疗卫生机构推广，对于解决医疗资源分配不均衡的问题具有重要意义。另外，对于医学科研而言，医学和健康作为典型的数据密集型科研领域，“假设驱动、实验验证”和“数据驱动、发现知识”两种医学科研范式共同促进着医学科技进步，而人工智能正是数据驱动的医学科研最关键的方法和技术之一。

本报告中，至少有两点让人印象深刻。一是坚持需求导向。报告分析了健康医疗人工智能的技术谱和疾病谱，这可能会引发大家的思考，人工智能到底应该聚焦那些负担最重的疾病，还是应该聚焦它可能发挥最大影响的地方？对于高负担疾病，如心血管疾病、恶性肿瘤等，人工智能将在疾病智能诊疗方面发挥重要价值；同时，人群健康管理又是人工智能发挥最大影响力的领域，充分将预防理念融入大健康，所以两者并不矛盾。二是体现了循证思维。报告结合了数据和证据，坚持客观理性，并特别强调了需要将循证理念引入健康医疗人工智能的疗效和安全性评价，需要严格规范的人工智能相关临床研究设计和临床报告规范指南。这是促进健康医疗人工智能高质量证据积累，最终促进其落地应用，发挥其真正价值的关键。同时，报告也以“将健康医疗领域划归为与 AI 有契约的‘应许之地’”的观点，考虑到人文关怀在医学中至关重要且无法被任何技术系统替代的价值，为报告增添了一丝丝温情。

总体上，该报告提供了健康医疗人工智能领域基础研发、临床试验等方面的客观数据和证据，也分析了我国的表现，相信一定能为我国在该领域相关的战略规划、研发布局和临床应用方面提供重要参考。同时期待后续系列性、持续性的报告发布，成为服务国家健康医疗人工智能基础研发和创新应用的重要智库品牌，为健康中国的实现、为广大人民的健康保障助力！

乔杰

中国工程院院士

中国科学技术协会全国委员会副主席

北京大学常务副校长、医学部主任

北京大学第三医院院长

2021 年 5 月

（本文为乔杰院士于 2021 年 5 月为《健康医疗人工智能指数报告》2020 年版作的序）

前　言

在中国医院协会健康医疗大数据应用管理专业委员会指导下，北京大学健康医疗大数据国家研究院（专业委员会秘书处所在单位）联合康复大学（筹）健康与生命科学学院、浙江省北大信息技术高等研究院、北京大学人工智能研究院智慧公众健康研究中心和 Digital Science 发布《健康医疗人工智能指数报告2023》（*Health AI Index Report 2023*）。该报告是继 2020 年首次发布后的第 4 个年度报告。

《健康医疗人工智能指数报告 2023》（后简称《报告》）从科学研究概览、科学技术交叉、人类 - 机器协同和人工智能医疗器械 4 个方面，基于已发表的健康医疗人工智能科学出版物和已注册的临床试验数据，回顾分析健康医疗人工智能领域 2013—2022 年全球科学研究、专利技术、临床试验和医疗器械的规模、结构和发展趋势，并分析中国的表现。

与 2020 年、2021 年和 2022 年报告相比，本《报告》拓展了健康医疗人工智能科学出版物数据集，并对科学出版物类型进行了区分。北京大学健康医疗大数据国家研究院与 *Nature* 旗下的 Digital Science 公司合作，基于科学大数据分析系统 Dimensions 平台，利用其研究领域（field of research）分类编码体系，系统采集了健康医疗人工智能全球科学出版物、申请专利、注册临床试验等数据，并与研究院基于医学主题词（MeSH）构建的数据集进行融合，同时加入 Scopus 数据库中的会议论文数据，重新构建健康医疗人工智能研发和应用的语料库，共筛选出 44 037 篇期刊论文、3139 篇会议论文、授权专利 6853 条和获批人工智能医疗器械共计 650 项。再通过文本挖掘方法，提取语料库文本中的医学主题词，利用医学主题词的树状结构，将人工智能分为决策规则、知识库（含本体）、机器学习（含深度学习）、自然语言处理和机器人五大技术领域，进而展开分析。

《报告》中显示，我国健康医疗人工智能领域科学出版物总量已位居全球第二，仅次于美国；Dimensions 数据库统计显示我国在该领域中目前的专利申请量和临床试验注册量均已位居世界首位，且呈持续增长势头。我国人工智能医疗器械发展较晚，自 2020 年获批首个三类管理的人工智能医疗器械，随后我国获批人工智能医疗器械呈持续上升趋势。

在聚焦的健康医疗问题领域方面，我国的人工智能主要解决“环境和公共卫生”“卫生保健质量、获取和评价”及“肿瘤”等领域的需求，尤其是新型冠状病毒感染疾病发生以来，公共卫生领域的人工智能研究与应用数量显著增加。

在聚焦的人工智能技术细分领域方面，机器学习是我国的主要技术领域，占比尤其明显（＞ 80%；国际上这一份额为 67.5%）；而在医疗机器人研发、知识库及本体构建、医学自然语言处理等领域的研究积累相对不足。

与之前的 3 份报告相比，本《报告》拓展了注册 AI 临床试验的数据来源，采用 Dimensions 数据库获取人工智能临床试验数据，Dimensions 数据库中临床试验来源为全球 15 个国家和地区的临床试验登记平台数据。数据显示，至 2020 年，中、高收入国家的 AI 临床试验数量占比达到将近 50%。不同国家 AI 临床试验数量与 HAQ 指数的分布存在一定的弱相关性，医疗服务可及性越高的国家，其 AI 临床试验的数量越多，我国虽然作为发展中国家，但相关临床研究的数量和 HAQ 指数都处于较高水平。

本《报告》新增了医疗人工智能领域科学 - 技术研究问题数量排名变化图，用于分析健康医疗人工智能技术从科学知识向应用技术的转化情况。《报告》发现 2013—2022 年全球范围内卫生管理服务，卫生保健质量、获取和评价，以及病理状态、体征和症状领域的健康医疗机器人在科学研究中得到较多的探索，但在专利技术中的占比大幅下降，说明上述技术仍处于摸索探究阶段，研究成果尚未成熟，向应用技术的转化较低，具有较大技术创新空间。我国研究范围内呼吸道疾病、神经系统疾病和消化系统疾病领域的机器学习技术在科学研究中得到较多的探索，但在专利技术中的占比大幅下降，说明上述技术仍处于摸索探究阶段，研究成果尚未成熟，向应用技术的转化较低，应促进上述研究领域由科学发现向技术创新的转化。

《报告》继续强调了健康医疗人工智能领域尚需完善和发展的诸多方面，如人工智能相关的临床试验研究设计及报告等均需要进一步规范且尚处于起步摸索阶段。同时指出，为了充分发挥人工智能的潜力，医师、科研人员和人工智能科学家应紧密合作，基于可靠的方法、遵循伦理的准则，力争在医疗实践中不断完善应用、评估和改进人工智能技术。

北京大学健康医疗大数据国家研究院、北京大学人工智能研究院、中国医院协会健康医疗大数据应用管理专业委员会将一如既往地响应国家在新一代人工智能发展方面的号召，支持人工智能在健康医疗领域的发展，坚持深入挖掘健康医疗大数据的价值。

今后，将有更多的系列报告出台，通过深入分析每年健康医疗人工智能领域基础研发及临床试验等方面的客观数据，进一步系统呈现相关领域的规模、结构和发展趋势，为我国在该领域相关的战略规划、研发布局和临床应用方面提供重要参考。

詹启敏　董尔丹

2024 年 2 月

目 录

第1章
界定与分类

目前，对健康医疗人工智能（Health AI）的界定尚未建立统一标准和共识。通过对科学出版物的分析可帮助我们系统、清晰地描述该领域及其子领域所涵盖的内容和知识结构，本报告尝试提出对该领域科学出版物数据集的界定方案。

一、数据集界定

（一）科学出版物数据集

第一部分来自 PubMed 数据库。采用医学领域权威的知识组织体系——医学主题词（medical subject headings，MeSH），通过 PubMed 数据库对健康医疗人工智能科学出版物进行界定。为减少数据噪声，本报告采用主要主题词（MeSH major topic，该文章最核心的研究内容）检索出版物。一般情况下，每篇 PubMed 论文会标注 10 条左右的 MeSH 主题词，但会从中再遴选出 3 ～ 5 个最能代表这篇论文核心内容的主题词，标注为主要主题词。如果一篇论文被标注的主要主题词中同时含有医疗保健和人工智能两个方面，则视为健康医疗人工智能科学出版物。其中，“医疗保健”采用“diseases category”或“health care category”或“mental disorders”及其所有下位术语来表示；“人工智能”采用“artificial intelligence”或“big data”或“medical records systems, computerized”或“random forest”及其所有下位术语来表示，通过该数据库收集 2013—2022 年健康医疗人工智能相关研究的期刊论文。

第二部分来自 Scopus 数据库。在计算机科学领域，由于计算机知识和技术迭代速度较快，学术期刊审稿周期较会议论文慢，该领域的学者对顶级会议上发表的论文也较为关注。人工智能的主要成果产出除了发表在学术期刊上，也会发表在国际顶级会议，如 CVPR、ICCV、AAAI、NeurIPS 等国际会议。Scopus 是会议论文主要收录的数据库之一，因此本报告选取 Scopus 数据库获取健康医疗人工智能相关的会议论文。通过中国计算机学会发布的《中国计算机学会推荐国际学术会议和期刊目录（2022 版）》确定人工智能领域推荐的 40 个国际学术会议，通过主题词检索获取 2013—2022 年发布在目标国际学术会议上的论文。

由于期刊论文与会议论文的发表周期存在差距，会议论文相较期刊论文具有发表新兴技术和前沿发现的优势，因此本报告分别对二者构建健康医疗人工智能语料库，进而展开分析并对比主要内容的异同。

（二）科学技术数据集

本报告通过专利数据探究健康医疗人工智能领域技术发展变化的特征和趋势，专利数据由 Digital Science 提供，Digital Science 旗下 Dimensions 平台是世界上最大的科学研究关联信息平台之一。本报告采用研究领域（field of research，FOR），通过 Dimensions 平台检索健康医疗人工智能相关领域的专利数据。在 Dimensions 平台中，每条专利数据被标注了对应的研究领域。如果一条专利数据被标注的研究领域中同时含有医疗保健和人工智能两个方面，则视为健康医疗人工智能科学出版物。其中，“健康医疗”采用“biomedical and clinical sciences”或“health sciences”或“clinical and health psychology”及其下位研究领域来表示；“人工智能用”采用“artificial intelligence”或“machine learning”及其下位领域来表示。

二、研究领域分类

由于本报告的数据集以科学出版物为主，且聚焦健康医疗领域，因此我们考虑仍采用医学主题词表这一术语体系对健康医疗人工智能研究领域进行分类。科学出版物中的期刊论文为 PubMed 数据库检出，含自动标注的 MeSH 术语，Scopus 数据库检出的会议论文数据未标注 MeSH 主题词，对于这部分科学出版物，采用文本挖掘工具——medical text indexer（MTI）将标题和摘要文本自动映射并标注 MeSH 主题词，我们将每一段文本自动分配一个独立识别编号，用于后续返回结果与科学出版物对应。得到 MTI 结果后，通过 Python 程序提取 MeSH 主题词及对应科学出版物。对于专利数据，也同样利用 MTI 工具将专利名称和专利摘要文本自动映射并标注 MeSH 主题词。

本报告重点关注以下两个研究领域的分类情况。

（一）健康医疗问题分类

健康医疗人工智能涉及健康医疗问题领域的分类是本报告重点关注的方面之一。

这里我们仍然采用医学主题词表这一术语体系对健康医疗人工智能涉及的疾病进行分类。考虑到大部分科学出版物标注的医学主题词都是比较精细的下位词，而医学主题词呈树状层级结构，因此我们打算采用 2 位数的 MeSH 词（将比较精细的下位词向上映射）进行分类，以确保分类的精度。在数据集界定中提到，我们采用“Diseases Category [C]”或“Mental Disorders [F03]”或“Health Care Category [N]”及其所有下位术语来表示“疾病或健康”，故我们采用 Diseases Category [C]、Health Care Category [N] 的一级下位术语及 Mental Disorders [F03] 进行分类，详见表 1-1。

表 1-1　健康医疗领域分类 MeSH 对应表

健康医疗大类	一级术语	中文名称
疾病（Diseases Category [C]）	Infections [C01]	感染
	Neoplasms [C04]	肿瘤
	Musculoskeletal Diseases [C05]	肌肉骨骼疾病
	Digestive System Diseases [C06]	消化系统疾病
	Stomatognathic Diseases [C07]	口颌疾病
	Respiratory Tract Diseases [C08]	呼吸道疾病
	Otorhinolaryngologic Diseases [C09]	耳鼻咽喉疾病
	Nervous System Diseases [C10]	神经系统疾病
	Eye Diseases [C11]	眼疾病
	Urogenital Diseases [C12]	泌尿生殖系统疾病
	Cardiovascular Diseases [C14]	心血管疾病

续表

健康医疗大类	一级术语	中文名称
疾病（Diseases Category [C]）	Hemic and Lymphatic Diseases [C15]	血液和淋巴系统疾病
	Congenital, Hereditary, and Neonatal Diseases and Abnormalities [C16]	先天性遗传性新生儿疾病和畸形
	Skin and Connective Tissue Diseases [C17]	皮肤和结缔组织疾病
	Nutritional and Metabolic Diseases [C18]	营养和代谢性疾病
	Endocrine System Diseases [C19]	内分泌系统疾病
	Immune System Diseases [C20]	免疫系统疾病
	Disorders of Environmental Origin [C21]	环境因素诱发疾病
	Animal Diseases [C22]	动物疾病
	Pathological Conditions, Signs and Symptoms [C23]	病理状态、体征和症状
	Occupational Diseases [C24]	职业病
	Chemically-Induced Disorders [C25]	化学诱导疾病
	Wounds and Injuries [C26]	创伤和损伤
精神障碍（Mental Disorders[F03]）	Mental Disorders [F03]	精神障碍
卫生保健 （Health Care Category[N]）	Population Characteristics [N01]	人口特征
	Health Care Facilities, Manpower, and Services [N02]	卫生保健设施、人力和服务
	Health Care Economics and Organizations [N03]	卫生保健经济学和组织
	Health Services Administration [N04]	卫生服务管理
	Health Care Quality, Access, and Evaluation [N05]	卫生保健质量、 获取和评价
	Environment and Public Health [N06]	环境和公共卫生

MeSH 词语的中文翻译基于 CMeSH 中文医学主题词

（二）聚焦技术细分领域分类

此外，健康医疗人工智能涉及的聚焦技术细分领域分类，也是本报告重点关注的方面。

鉴于本报告的数据集主要以聚焦健康医疗领域的科学出版物为主，故我们考虑采用医学主题词表这一术语体系对健康医疗人工智能技术领域进行分类。

在 MeSH 树状结构表中，人工智能（Artificial Intelligence）属于信息科学（Information Science）大类下，具体的层级结构为：

Information Science Category [L] 信息科学类

-Information Science [L01] 信息科学

--Computing Methodologies [L01.224] 计算机方法学

---Algorithms [L01.224.050] 算法

----Artificial Intelligence [L01.224.050.375] 人工智能

“Artificial Intelligence”这一术语的 MeSH 编码为 L01.224.050.375，拥有 8 个一级下位术语（包括计算机启发式决策、专家系统、模糊逻辑、知识库、机器学习、自然语言处理、神经网络、计算机和机器人）。这些 Artificial Intelligence 与其 8 个一级下位术语的具体的层级结构为：

Artificial Intelligence [L01.224.050.375] 人工智能

-Computer Heuristics [L01.224.050.375.095] 计算机启发式决策

-Expert Systems [L01.224.050.375.190] 专家系统

-Fuzzy Logic [L01.224.050.375.250] 模糊逻辑

-Knowledge Bases [L01.224.050.375.480] 知识库

--Biological Ontologies [L01.224.050.375.480.500] 生物学本体

---Gene Ontology [L01.224.050.375.480.500.500] 基因本体

-Machine Learning [L01.224.050.375.530] 机器学习

--Deep Learning [L01.224.050.375.530.250] 深度学习

--Supervised Machine Learning [L01.224.050.375.530.500] 有监督机器学习

---Support Vector Machine [L01.224.050.375.530.500.500] 支持向量机

--Unsupervised Machine Learning [L01.224.050.375.530.750] 无监督机器学习

-Natural Language Processing [L01.224.050.375.580] 自然语言处理

-Neural Networks, Computer [L01.224.050.375.605] 计算机神经网络

--Deep Learning [L01.224.050.375.605.500] 深度学习

-Robotics [L01.224.050.375.630] 机器人

除此之外，位于信息科学大类下的“Random Forest[L01.224.050.843] 随机森林”，MeSH 词的释义为：一种用于决策分析和机器学习的算法，它使用一

组树来组合多个随机生成的决策树的输出。每棵树的最终分类通过加权值进行聚合和评估，以构造最终的分类器。（An algorithm used in decision analysis and MACHINE LEARNING that uses a set of trees to combine output of multiple, randomly generated DECISION TREES. The final class of each tree is aggregated and evaluated by weighted values to construct the final classifier.）该释义明确说明了随机森林是机器学习的一种算法，符合本研究分析范围，因此也将该术语纳入技术细分领域的分析，根据定义将其归为"机器学习"分类。

考虑到上述术语间存在交叉，在咨询医学信息学和医疗人工智能领域专家意见后，反复研判，按照如下规则对其进行重组分类：①将 Computer Heuristics、Fuzzy Logic、Expert Systems 合并，统一称为"决策规则"类，这是因为它们都提供了具有解释性的预测模型；②将 Neural Networks，Computer 和 Random Forest 与 Machine Learning 合并，统一称为"机器学习"（含深度学习）类。处理后，共计 5 个大类。值得注意的是，这五大类技术并非完全相互独立，而是存在一定的交叉。例如，机器学习大类的下位术语深度学习、神经网络，也往往被用于自然语言处理；但本分类基本可以反映健康医疗人工智能的技术分类概况。具体聚焦技术 MeSH 分类见表 1-2。

表 1-2　聚焦技术细分领域分类

类别名称		MeSH 术语与编码
1	决策规则	-Fuzzy Logic [L01.224.050.375.250] -Computer Heuristics [L01.224.050.375.095] -Expert Systems [L01.224.050.375.190]
2	知识库	-Knowledge Bases [L01.224.050.375.480] --Biological Ontologies [L01.224.050.375.480.500] ---Gene Ontology [L01.224.050.375.480.500.500]
3	机器学习（含深度学习）	-Machine Learning [L01.224.050.375.530] --Deep Learning [L01.224.050.375.530.250] --Supervised Machine Learning [L01.224.050.375.530.500] ---Support Vector Machine [L01.224.050.375.530.500.500] --Unsupervised Machine Learning [L01.224.050.375.530.750] -Neural Networks, Computer [L01.224.050.375.605] --Deep Learning [L01.224.050.375.605.500] -Random Forest [L01.224.050.843]

续表

	类别名称	MeSH 术语与编码
4	自然语言处理	–Natural Language Processing [L01.224.050.375.580]
5	机器人	–Robotics [L01.224.050.375.630]

第2章
科学研究概览

一、数据与指标

（一）数据来源

定义的数据集由两部分数据集整合，利用术语体系获取科学出版物数据集。

第一部分来自 PubMed 数据库。采用医学领域权威的知识组织体系——医学主题词（medical subject headings，MeSH），通过 PubMed 数据库对健康医疗人工智能科学出版物进行界定。为减少数据噪声，本报告采用主要主题词（MeSH major topic，该文章最核心的研究内容）检索出版物。如果一篇论文被标注的主要主题词中同时含有医疗保健和人工智能两个方面，则视为健康医疗人工智能科学出版物。其中，“医疗保健”采用“diseases category”或“health care category”或“mental disorders”及其所有下位术语来表示；“人工智能”采用“artificial intelligence” 或“big data” 或“medical records systems, computerized”或“random forest”及其所有下位术语来表示，检索词如下：（“artificial intelligence”[Majr] or “random forest”[Majr] or “big data”[Majr] or “medical records systems, computerized”[Majr]）and（“mental disorders”[Majr] or “diseases category”[Majr] or “health care category”[Majr]），通过该数据库收集 2013—2022 年健康医疗人工智能相关研究的期刊论文。

第二部分来自 Scopus 数据库。Scopus 是会议论文主要收录的数据库之一，因此本报告选取 Scopus 数据库获取健康医疗人工智能相关的会议论文。通过中国计算机学会发布的《中国计算机学会推荐国际学术会议和期刊目录（2022 版）》确定人工智能领域推荐的 40 个国际学术会议，通过主题词检索获取 2013—

2022 年发布在目标国际学术会议上的论文，本报告使用以下检索词进行数据收集：（“artificial intelligence” or “AI” or “random forest” or “big data” or “medical records system*” or “machine learning” or “deep learning” or “support vector machine” or “sentiment analysis” or “computer heuristics” or “expert system*” or “fuzzy logic” or “knowledge bases” or “biological ontologies” or “gene ontology” or “natural language processing” or “robotics” or “neural network*”）and（“disorder*” or “disease*” or “medicine” or “medical” or “healthcare*” or “health care”）。

本次报告主要关注近 10 年健康医疗人工智能的发展趋势，因此数据收集的时间范围为 2013—2022 年，经时间筛选和去重处理，分别获取了 44 037 篇期刊论文与 3139 篇会议论文。

（二）分析指标

1. 科研产出及影响力　主要使用发文量（Scholarly Output）指标。该发文量统计了被评估主体发表的包含期刊论文、会议文集、综述文章、发表丛书的所有文章的数量。代表了被评估主体在某一个固定时间段内的科研产出。

2. 机构科研产出及影响力　机构科研产出及影响力的评价指标包括发文量，代表被评估科研机构在该领域科研成果产出的客观数据量。

3. 高科学影响力论文　采用论文的被引次数评价其相应的科学影响力，分析被引次数排名前 10 位的论文特征。本次分析的文章的所有被引次数统计截至 2023 年 11 月 15 日。

4. 健康医疗问题分类　根据科学出版物对应的 MeSH 主题词，将其对应到健康医疗领域二级术语进行分类统计，详见表 1-1。

5. 聚焦技术分类　根据科学出版物对应的 MeSH 主题词，将其对应到聚焦技术领域术语进行分类统计，详见表 1-2。

6. 健康医疗问题与聚焦技术的共现　对科学出版物对应的健康医疗领域二级 MeSH 主题词与技术领域主题词的共现情况进行统计分析，揭示人工智能技术在健康医疗领域应用研究的分布情况。

二、分析结果

（一）科学出版物分析结果通览

尽管文献计量学通常用于支持研究评估的期刊文章，但会议论文在快速发展的计算机科学相关领域同样重要。因此，本次分析将期刊论文与会议论文分别进行分析，对比探究其特征和揭示的研究内容。

1. 健康医疗人工智能期刊论文发表数量变化趋势　2013—2022 年，Health AI 期刊论文发表总量前 5 位国家的发文数量分布情况详见图 2-1。图中可见，2022 年，期刊论文发表数量排名前 5 位的国家依次是美国、中国、英国、德国和加拿大。2013—2022 年，我国 Health AI 期刊论文发文总量位居全球第二，从 2018 年开始发文速度增快，近年来呈现逐渐攀升的势态。

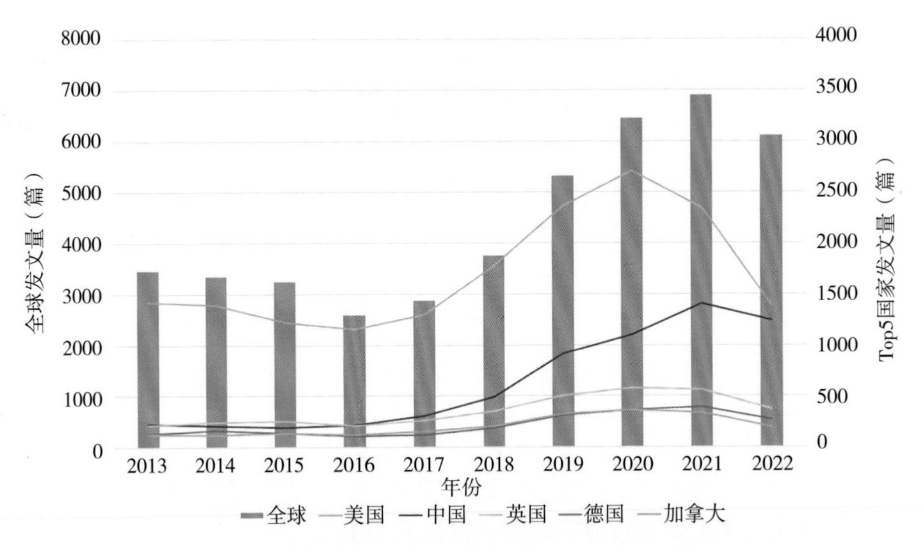

图 2-1　2013—2022 年全球 Health AI 期刊论文发表数量随时间变化趋势

2. 健康医疗人工智能会议论文发表数量变化趋势　2013—2022 年，Health AI 会议论文发表总量前 5 位国家的发文数量分布情况详见图 2-2。图中可见，2022 年，会议论文发表数量排名前 5 位的国家依次是美国、中国、印度、英国和德国。我国健康医疗人工智能会议论文发文总量与美国的差距和期刊论文相比有所减少，我国 Health AI 会议论文发文总量位居全球第二，从 2017 年开始发文速度增快，近年来呈现逐渐攀升的势态。

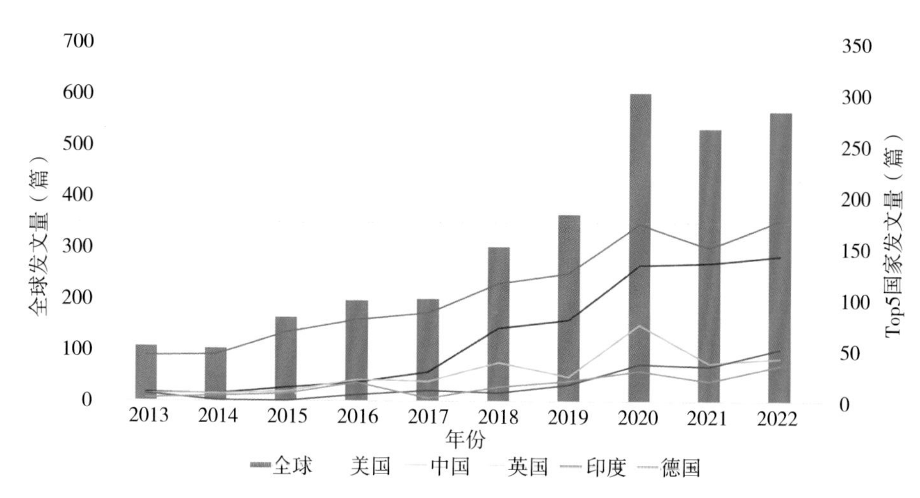

图 2-2　2013—2022 年全球 Health AI 会议论文发表数量随时间变化趋势

3. 期刊论文发文量排名前 10 位的科研机构　期刊论文发文量排名前 10 位的全球科研机构及中国科研机构的科研产出情况见表 2-1。其中，全球发文量排名最高的科研机构为哈佛大学（1540 篇），而我国发文量排名最高的科研机构为中山大学（344 篇），未能进入全球发文量前 10 名。分析我国期刊论文发文量排名前 10 位科研机构的发文量数据，可以发现我国的科研机构发文量差别比较小，说明我国的科研机构有巨大的潜力。

表 2-1　全球和中国 Health AI 期刊论文高发表机构排名前 10 位的机构

排名	机构（全球）	发文量（篇）	机构（中国）	发文量（篇）
1	Harvard University 哈佛大学	1540	Sun Yat-Sen University 中山大学	344
2	Brigham and Women's Hospital 布莱根妇女医院	739	Zhejiang University 浙江大学	283
3	Stanford University 斯坦福大学	725	Shanghai Jiao Tong University 上海交通大学	278
4	Vanderbilt University 范德比尔特大学	677	Fudan University 复旦大学	222

续表

排名	机构（全球）	发文量（篇）	机构（中国）	发文量（篇）
5	University of Pennsylvania 宾夕法尼亚大学	642	Tsinghua University 清华大学	205
6	Massachusetts General Hospital 麻省总医院	620	Sichuan University 四川大学	201
7	Mayo Clinic 妙佑医疗国际	565	University of Chinese Academy of Sciences 中国科学院大学	193
8	Columbia University 哥伦比亚大学	554	Chinese Academy of Medical Sciences & Peking Union Medical College 中国医学科学院北京协和医学院	186
9	Johns Hopkins University 约翰·霍普金斯大学	547	Capital Medical University 首都医科大学	181
10	University of Michigan-Ann Arbor 密西根大学安娜堡分校	545	Central South University 中南大学	180

4. 会议论文发文量排名前 10 位的科研机构　会议论文发文量排名前 10 位的全球科研机构及中国科研机构的科研产出情况见表 2-2。其中，全球会议发文量排名最高的科研机构为我国的中国科学院（83 篇），其次为美国麻省理工学院（62 篇）。分析我国会议论文发文数量发现我国与全球的差距较小，说明我国科研机构在代表研究成果前沿的国际会议方面表现较好，努力聚焦健康医疗人工智能前沿技术和应用的研发。

表 2-2　全球和中国 Health AI 会议论文高发表机构排名前 10 位的机构

排名	机构（全球）	发文量（篇）	机构（中国）	发文量（篇）
1	Chinese Academy of Sciences 中国科学院	83	Chinese Academy of Sciences 中国科学院	83
2	Massachusetts Institute of Technology 麻省理工学院	62	Peking University 北京大学	39

续表

排名	机构（全球）	发文量（篇）	机构（中国）	发文量（篇）
3	Harvard University 哈佛大学	58	Chinese University of Hong Kong 香港中文大学	39
4	Stanford University 斯坦福大学	54	Tsinghua University 清华大学	36
5	Carnegie Mellon University 卡内基梅隆大学	50	University of Chinese Academy of Sciences 中国科学院大学	29
6	University of Oxford 牛津大学	48	Shanghai Jiao Tong University 上海交通大学	26
7	Johns Hopkins University 约翰 · 霍普金斯大学	46	Tencent 腾讯	24
8	University of California, Los Angeles 加利福尼亚大学洛杉矶分校	44	Sun Yat-Sen University 中山大学	17
9	Centre National de la Recherche Scientifique 法国科学院	41	East China Normal University 华东师范大学	17
10	University of Cambridge 剑桥大学	40	Wuhan University 武汉大学	17

5. 高科学影响力的期刊论文　高科学影响力排名前 10 位的期刊论文相关研究如表 2-3 所示（按被引次数统计）。其研究内容提示 Health AI 技术被广泛应用于肿瘤、眼部病变和肺部疾病的研究中，深度学习和神经网络是主要算法。在被引次数排名前 10 位的研究中，有 6 项研究都涉及图像识别技术，主要用来辅助疾病相关检测和诊断与分类。这说明医学图像分析是当前医疗人工智能的研究热点，从被引规模上也体现出该领域学术共同体的庞大规模。

表 2-3　2013—2022 年 Health AI 高科学影响力常规科学出版物排名情况

排名	论文题目	发表年份	国家	被引频次	期刊
1	Dermatologist-level classification of skin cancer with deep neural networks 使用深度神经网络对皮肤癌进行皮肤科医生级别的分类	2017	美国	8193	*Nature*
2	Development and validation of a deep learning algorithm for detection of diabetic retinopathy in retinal fundus photographs 视网膜眼底照片中糖尿病视网膜病变检测深度学习算法的开发与验证	2016	美国，哥斯达黎加，印度	4839	*JAMA*
3	Identifying medical diagnoses and treatable diseases by image-based deep learning 通过基于图像的深度学习识别医学诊断和可治疗疾病	2018	美国 德国	2792	*Cell*
4	Efficient multi-scale 3D CNN with fully connected CRF for accurate brain lesion segmentation 高效的多尺度三维 CNN 与全连接 CRF 实现精确的脑损伤分割	2016	英国	2617	*Medical Image Analysis*
5	The advantages of the Matthews correlation coefficient （MCC） over F1 score and accuracy in binary classification evaluation Matthews 相关系数 （MCC） 相对于 F1 分数的优势及二元分类评估的准确性	2020	加拿大，意大利	2524	*BMC Genomics*
6	Brain tumor segmentation with Deep Neural Networks 使用深度神经网络进行脑肿瘤分割	2016	加拿大	2361	*Medical Image Analysis*
7	COVID-Net：a tailored deep convolutional neural network design for detection of COVID-19 cases from chest X-ray images COVID-Net：一种量身定制的深度卷积神经网络设计，用于从胸部 X 线图像中检测 COVID-19 病例	2020	加拿大	2182	*Scientific Reports*

续表

排名	论文题目	发表年份	国家	被引频次	期刊
8	Sparse subspace clustering：algorithm，theory，and applications 稀疏子空间聚类：算法、理论与应用	2013	美国	2100	*IEEE Transactions on Pattern Analysis and Machine Intelligence*
9	Diagnostic assessment of deep learning algorithms for detection of lymph node metastases in women with breast cancer 用于检测乳腺癌女性淋巴结转移的深度学习算法的诊断评估	2017	荷兰，美国，中国，德国，土耳其，加拿大，芬兰，日本，白俄罗斯，西班牙，法国	2002	*JAMA*
10	Artificial intelligence in healthcare：past，present and future 医疗保健中的人工智能：过去、现在和未来	2017	中国	1976	*Stroke and Vascular Neurology*

6. 高科学影响力的会议论文　高科学影响力排名前 10 位的会议论文相关研究如表 2-4 所示（按被引次数统计）。与期刊论文相比，会议论文在研究内容方面对具体应用的疾病领域的描述较少，但对人工智能技术的介绍更为侧重。深度学习和神经网络是主要算法。在被引次数排名前 10 位的研究中，有 7 项研究都涉及图像识别技术。这说明医学图像分析是当前医疗人工智能的研究热点，从被引规模上也体现出该领域学术共同体的庞大规模，与期刊论文相比，会议论文更注重健康医疗领域人工智能技术和方法的改进和创新。

表 2-4　2013—2022 年 Health AI 高科学影响力会议论文排名情况

排名	会议论文题目	发表年份	国家	被引频次	会议
1	ChestX-ray8：Hospital-scale chest X-ray database and benchmarks on weakly-supervised classification and localization of common thorax diseases ChestX-ray8：医院规模的胸部 X 线数据库和常见胸部疾病的弱监督分类和定位基准	2017	美国	1939	CVPR

续表

排名	会议论文题目	发表年份	国家	被引频次	会议
2	CheXpert：A large chest radiograph dataset with uncertainty labels and expert comparison CheXpert：具有不确定性标签和专家比较的大型胸片数据集	2019	美国	1016	AAAI
3	Interpretable explanations of black boxes by meaningful perturbation 通过有意义的扰动，增强黑盒模型的可解释性	2017	英国	747	ICCV
4	Breast cancer histopathological image classification using Convolutional Neural Networks 使用卷积神经网络进行乳腺癌组织病理学图像分类	2016	巴西，法国	708	IJCNN
5	RETAIN：An interpretable predictive model for healthcare using reverse time attention mechanism RETAIN：使用反向时间注意力机制的医疗保健可解释预测模型	2016	美国	629	NeurIPS
6	Patch-based convolutional neural network for whole slide tissue image classification 基于贴片的卷积神经网络用于全玻片组织图像分类	2016	美国	551	CVPR
7	Noise2void-Learning denoising from single noisy images Noise2void- 从单个嘈杂图像中学习去噪	2019	德国	547	CVPR
8	Deep closest point：Learning representations for point cloud registration 点云匹配：用于点云注册的学习表示	2019	美国	467	ICCV
9	An unsupervised learning model for deformable medical image registration 一种用于可变形医学图像配准的无监督学习模型	2018	美国	463	CVPR
10	Transfusion：Understanding transfer learning for medical imaging 融合：了解医学成像的迁移学习	2019	美国，巴西	406	NeurIPS

（二）健康医疗问题领域分析结果

1. 全球情况　2013—2022 年全球 Health AI 期刊论文健康医疗问题领域时

间趋势见图 2-3。观察图 2-3 我们可以发现，Health AI 健康医疗期刊论文发文量在 2016 年和 2017 年有所下降，整体大致呈上升趋势。此外，“环境和公共卫生”领域，“卫生保健质量、获取和评价”领域和“卫生服务管理”的期刊论文发文量占比较高，发文稳定增长，可见 AI 技术在这些问题的解决中起到了比较好的作用。疾病方面“肿瘤”是期刊论文中 AI 技术应用最多的领域，可见 AI 赋能肿瘤诊疗具有巨大潜力。在 COVID-19 疫情后（2020—2022 年），“感染”“呼吸道疾病”等领域发文量显著增加，吸引了较多的人工智能研究者的关注，说明 Health AI 技术在应对新型冠状病毒感染（Corona Virus Disease-19，COVID-19）时起到了重要作用。

2013—2022 年全球 Health AI 会议论文健康医疗问题领域时间趋势见图 2-4。观察图 2-4 我们可以发现，IIealth AI 健康医疗会议论文发文量逐年上升。与期刊论文揭示的健康医疗问题领域略有相似，会议论文在“卫生保健质量、获取和评价”领域，“环境和公共卫生”领域与“卫生保健设施、人力和服务”的期刊论文发文量占比较高，发文量显著增长。在疾病方面与期刊论文略有不同，会议论文中“病理状态、体征和症状”是 AI 应用最多的领域，可见该领域的 AI 技术迭代更新速度较快。与期刊论文相同，在 COVID-19 疫情发生后（2020—2022 年），“感染”“呼吸道疾病”等领域会议论文发文量显著增加。

2013—2022 年全球 Health AI 期刊论文健康医疗问题领域分布概览见图 2-5。观察图 2-5 我们可以发现，在全球范围内，期刊论文中 Health AI 技术主要解决“环境和公共卫生”领域，“卫生保健质量、获取和评价”领域与“卫生服务管理”的相关问题。在疾病方面，“肿瘤”“病理状态、体征和症状”及“神经系统疾病”是 Health AI 技术应用较多的领域。这说明 AI 技术在处理这几类问题方面已较为成熟。

2013—2022 年全球 Health AI 会议论文健康医疗问题领域分布概览见图 2-6。观察图 2-6 我们可以发现，在全球范围内，会议论文中 Health AI 技术主要解决“卫生保健质量、获取和评价”领域，“环境和公共卫生”领域，以及“卫生保健设施、人力和服务”的相关问题。在疾病方面，“病理状态、体征和症状”“神经系统疾病”与“精神障碍”是 Health AI 技术应用较多的领域。这说明在上述领域 AI 技术迭代创新较快，具有较多前沿突破。

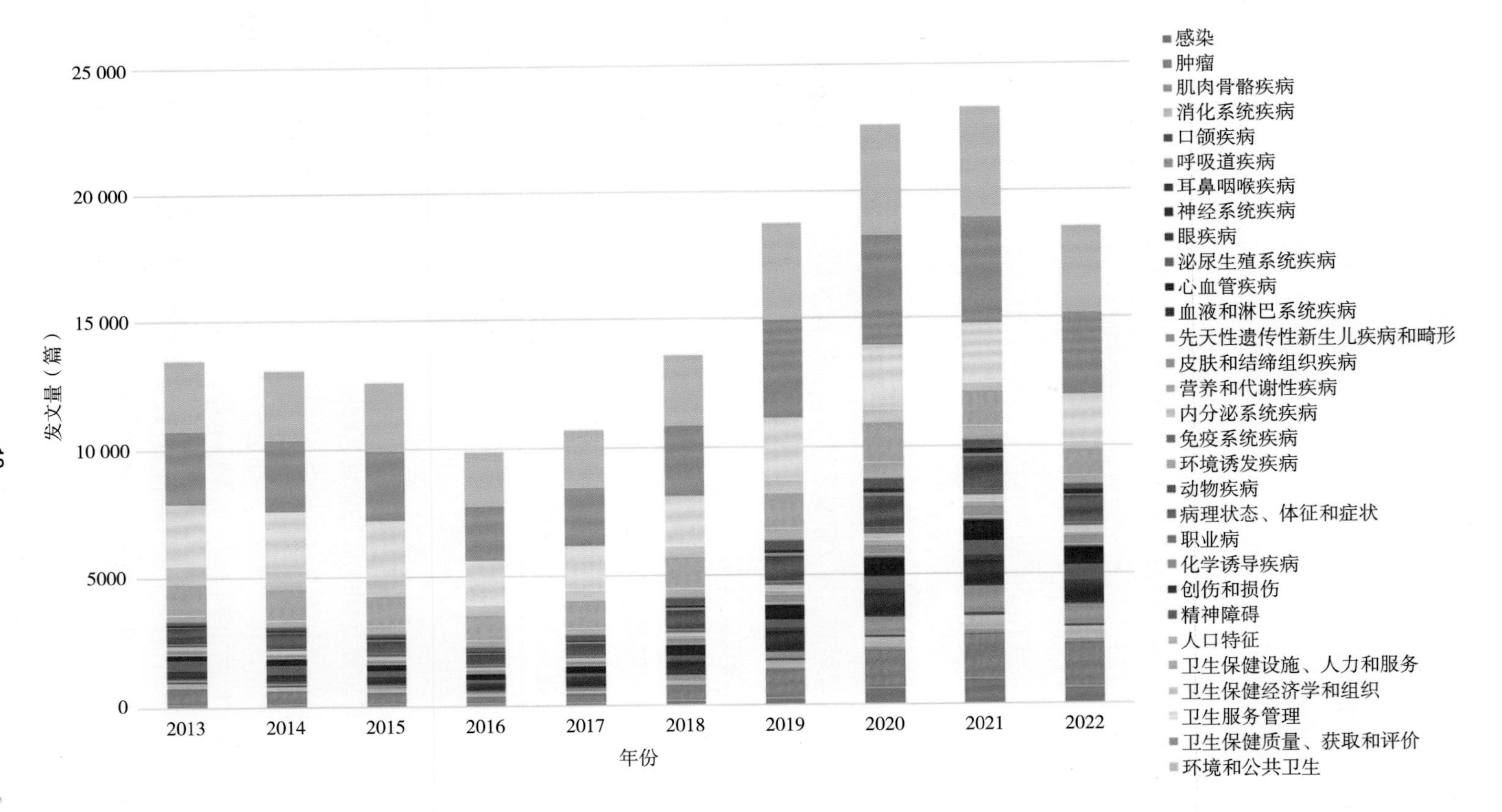

图 2-3　2013—2022 年全球 Health AI 健康医疗问题领域期刊论文发文量及内容随时间变化趋势

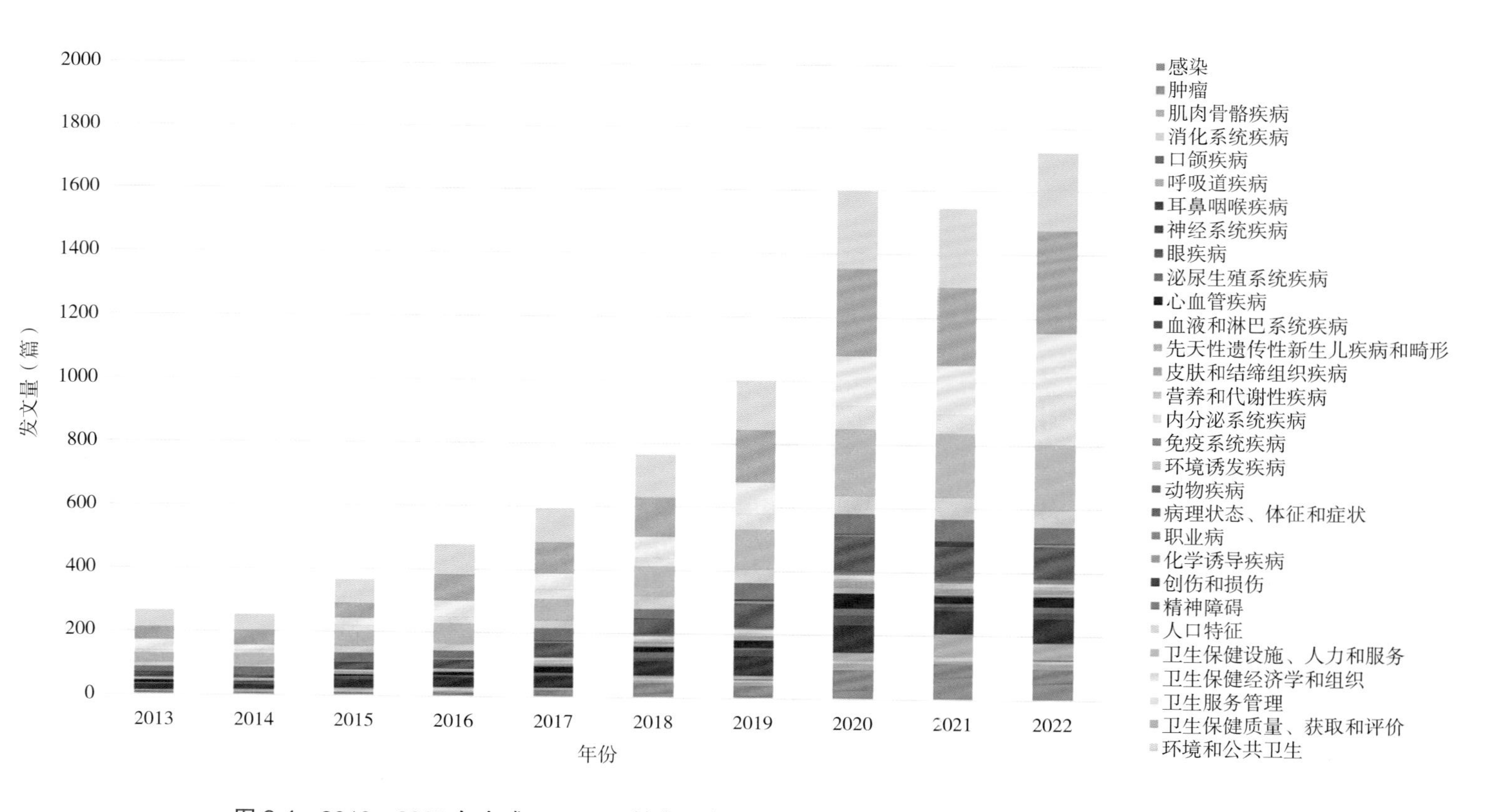

图 2-4　2013—2022 年全球 Health AI 健康医疗问题领域会议论文发文量及内容随时间变化趋势

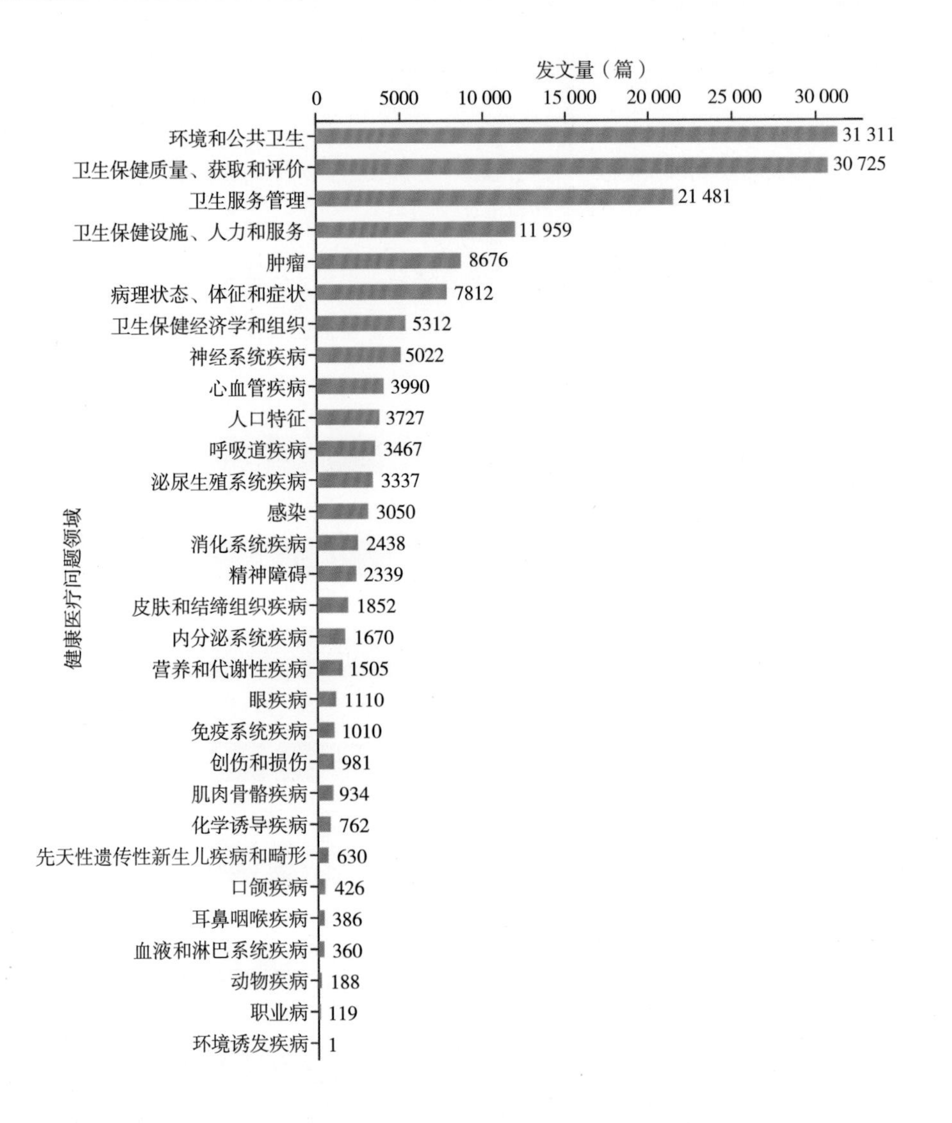

图 2-5　2013—2022 年全球 Health AI 健康医疗问题领域期刊论文发文概览

2. 中国情况　2013—2022 年我国 Health AI 健康医疗问题领域时间趋势见图 2-7。观察图 2-7 我们可以发现，Health AI 健康医疗论文发文量近几年攀升速度较快，说明我国近几年 Health AI 健康医疗技术发展迅速。此外，“环境和公共卫生”领域、“卫生保健质量、获取和评价”领域与“肿瘤”领域发文量增加明显，可见 AI 技术在这些问题的解决中起到了比较好的作用。在 COVID-19 疫情发生后（2020—2022 年），“环境和公共卫生”“感染”“呼吸道疾病”等领域

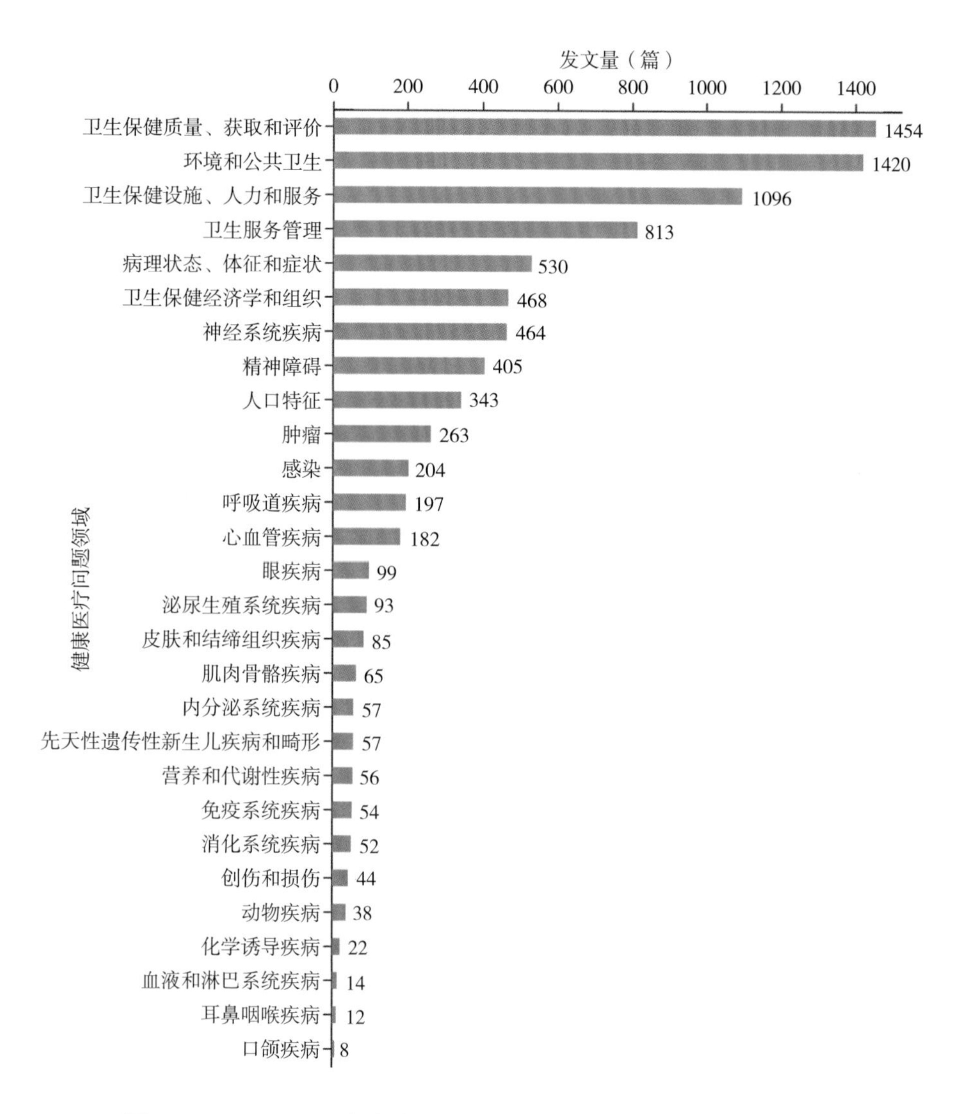

图 2-6　2013—2022 年全球 Health AI 健康医疗问题领域会议论文发文概览

发文量显著增加，吸引了较多的人工智能研究者的关注，说明 Health AI 技术在 COVID-19 相关的肺部疾病诊疗和疾病控制中起到了重要作用。

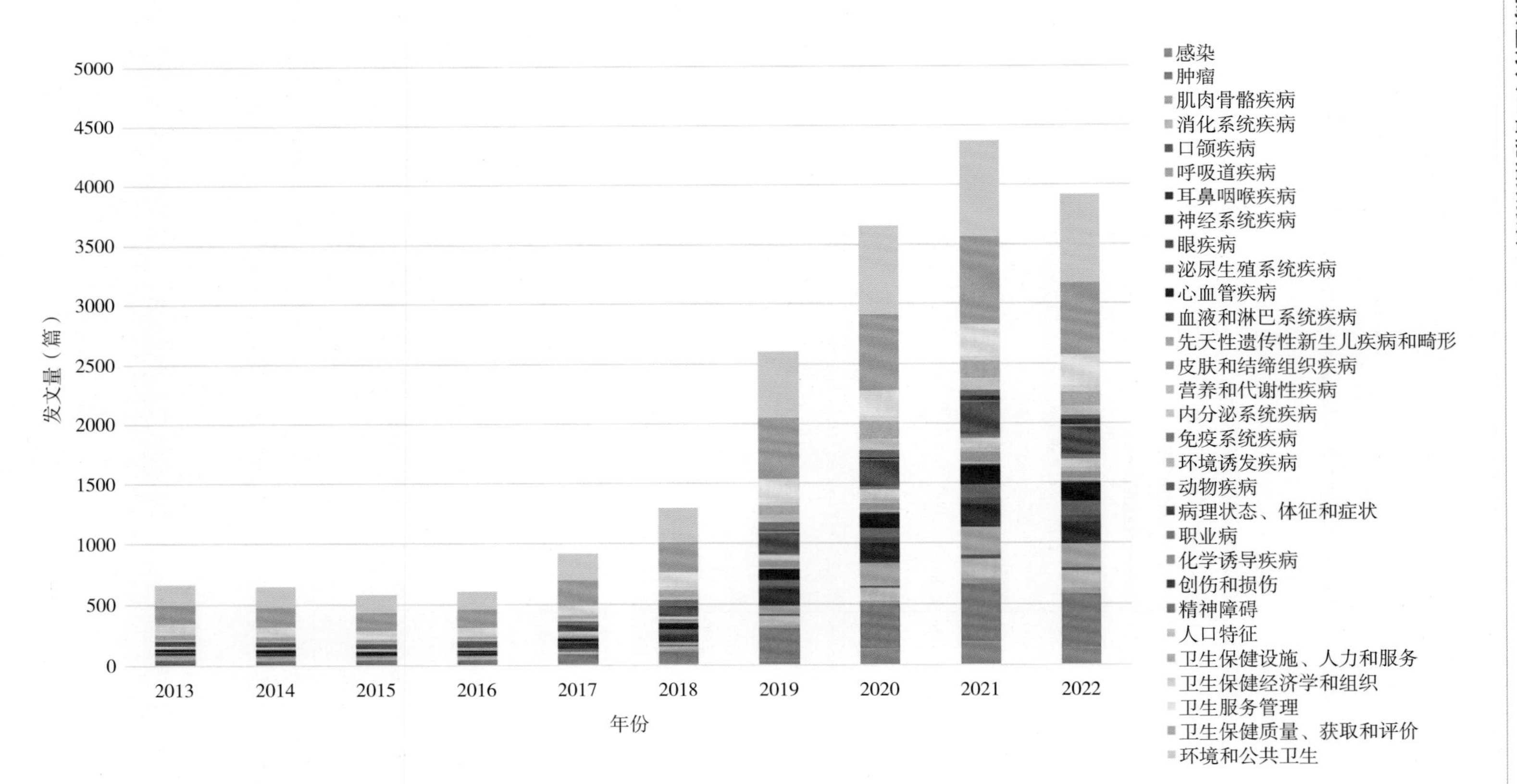

图 2-7　2013—2022 年中国 Health AI 健康医疗问题领域期刊论文发文量及内容随时间变化趋势

2013—2022 年我国 Health AI 健康医疗问题领域分布概览见图 2-8。观察图 2-8 我们可以发现，在我国，Health AI 技术主要解决“环境和公共卫生”“卫生保健质量、获取和评价”及“肿瘤”领域的相关问题。除此之外，在疾病方面，“病理状态、体征和症状”“神经系统疾病”和“呼吸道疾病”也是 Health AI 技术应用较多的领域。这说明 Health AI 技术在我国上述健康医疗领域具有较强的赋能价值。

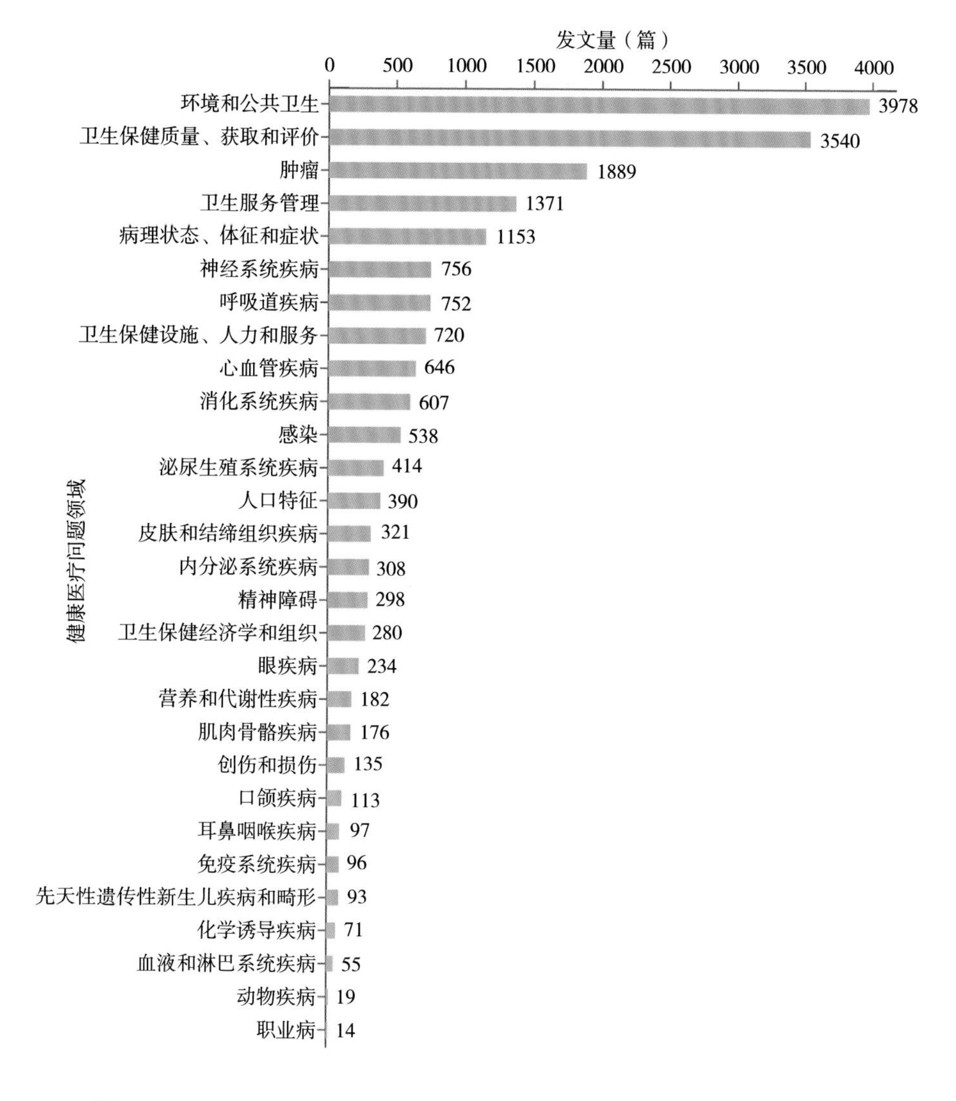

图 2-8　**2013—2022 年中国 Health AI 健康医疗问题领域期刊论文发文概览**

针对高产出科研机构的分析，按人工智能应用的健康医疗问题中不同领域分类，我国排名前 5 名的研究机构及其发文量见表 2-5。综合分析可以看出上海交通大学、中山大学、浙江大学、四川大学等机构在多类健康医疗问题领域均有高产出，说明上述机构在我国健康医疗人工智能研究领域具有相对优势，具有一定引领作用。通过此表，我们还可以对健康医疗人工智能领域中各个问题分支下我国科研机构的发文量及其研究方向有一定的了解，有助于分析我国健康医疗人工智能的主要研究主体。

表 2-5 2013—2022 年中国健康医疗领域分类期刊论文发文量排名前 5 位的研究机构及发文量

健康医疗问题	研究机构	发文量
感染	浙江大学	32
	华中科技大学	28
	清华大学	27
	中山大学	27
	中国科学院大学	25
肿瘤	上海交通大学	117
	中山大学	106
	四川大学	87
	中国医学科学院 / 北京协和医学院	78
	四川大学华西医院	77
肌肉骨骼疾病	上海交通大学	15
	北京大学	8
	浙江大学	8
	中国人民解放军总医院	8
	瑞金医院	7
消化系统疾病	中山大学	43
	浙江大学	33
	上海交通大学	33
	四川大学	30
	南方医科大学	29

续表

健康医疗问题	研究机构	发文量
口颌疾病	中山大学	20
	中山大学肿瘤医院	18
	四川大学	12
	北京大学	10
	浙江大学	8
呼吸道疾病	上海交通大学	41
	四川大学	34
	四川大学华西医院	32
	浙江大学	31
	中山大学	30
耳鼻咽喉疾病	中山大学	26
	中山大学肿瘤医院	18
	南方医科大学	9
	中国医学科学院／北京协和医学院	8
	四川大学	7
神经系统疾病	首都医科大学	54
	复旦大学	42
	上海交通大学	35
	清华大学	30
	中山大学	30
眼疾病	中山大学	37
	首都医科大学	24
	北京同仁医院	24
	上海交通大学	22
	香港中文大学	15
泌尿生殖系统疾病	华中科技大学	23
	上海交通大学	21
	中国医学科学院／北京协和医学院	18
	北京大学	17
	中山大学	17

续表

健康医疗问题	研究机构	发文量
心血管疾病	首都医科大学	43
	浙江大学	39
	上海交通大学	34
	中国人民解放军总医院	33
	复旦大学	31
血液和淋巴系统疾病	四川大学华西医院	6
	四川大学	5
	上海交通大学	5
	浙江大学	4
	首都医科大学	3
先天性遗传性新生儿疾病和畸形	浙江大学	10
	四川大学	9
	中山大学	7
	北京大学	6
	上海交通大学	6
皮肤和结缔组织疾病	中山大学	20
	中国医学科学院／北京协和医学院	16
	中南大学	12
	清华大学	11
	四川大学	11
营养和代谢性疾病	上海交通大学	16
	浙江大学	10
	首都医科大学	10
	中山大学	8
	北京大学	7
内分泌系统疾病	上海交通大学	27
	中国医学科学院／北京协和医学院	25
	浙江大学	21
	北京协和医院	21
	首都医科大学	18

续表

健康医疗问题	研究机构	发文量
免疫系统疾病	四川大学	6
	上海交通大学	6
	四川大学华西医院	6
	清华大学	5
	首都医科大学	5
动物疾病	厦门大学	2
	温州医科大学	2
	北京航空航天大学	2
	清华大学	1
	中山大学	1
病理状态、体征和症状	中山大学	64
	上海交通大学	62
	浙江大学	57
	复旦大学	46
	清华大学	42
职业病	复旦大学	3
	北京大学第三医院	2
	武汉大学	2
	清华大学	1
	四川大学	1
化学诱导疾病	大连理工大学	5
	上海交通大学	4
	中南大学	4
	温州医科大学	4
	厦门大学	3
创伤和损伤	北京积水潭医院	7
	西安交通大学	5
	北京航空航天大学	5
	上海交通大学	4
	首都医科大学	4

续表

健康医疗问题	研究机构	发文量
精神障碍	中国科学院大学	22
	上海交通大学	21
	南京航空航天大学	18
	四川大学华西医院	13
	东南大学	12
人口特征	中山大学	25
	上海交通大学	20
	华中科技大学	20
	浙江大学	19
	香港中文大学	18
卫生保健设施、人力和服务	浙江大学	38
	四川大学	33
	中国人民解放军总医院	32
	华中科技大学	30
	中国医学科学院／北京协和医学院	30
卫生保健经济学和组织	四川大学	12
	浙江大学	12
	武汉大学	12
	西安电子科技大学	10
	北京大学	9
卫生服务管理	浙江大学	88
	北京大学	54
	清华大学	50
	中山大学	50
	中国人民解放军总医院	48
卫生保健质量、获取和评价	浙江大学	186
	中山大学	172
	上海交通大学	146
	四川大学	121
	中国科学院大学	120

续表

健康医疗问题	研究机构	发文量
环境和公共卫生	浙江大学	197
	中山大学	181
	上海交通大学	164
	中国科学院大学	133
	中南大学	128

（三）人工智能技术细分领域分析结果

1. 全球情况　2013—2022 年全球 Health AI 期刊论文聚焦技术分类趋势见图 2-9。观察图 2-9 我们可以看出，在“自然语言处理”“决策规则”“知识库”领域，文章发表数量总体相对稳定，部分年份有小幅度的波动。在“机器学习”这一细分领域中，发文量在过去 5 年呈指数增长，增长十分迅速。而在“机器人”这一细分领域中，发文量在 2013 年左右开始下降，但在近几年有回升的趋势。

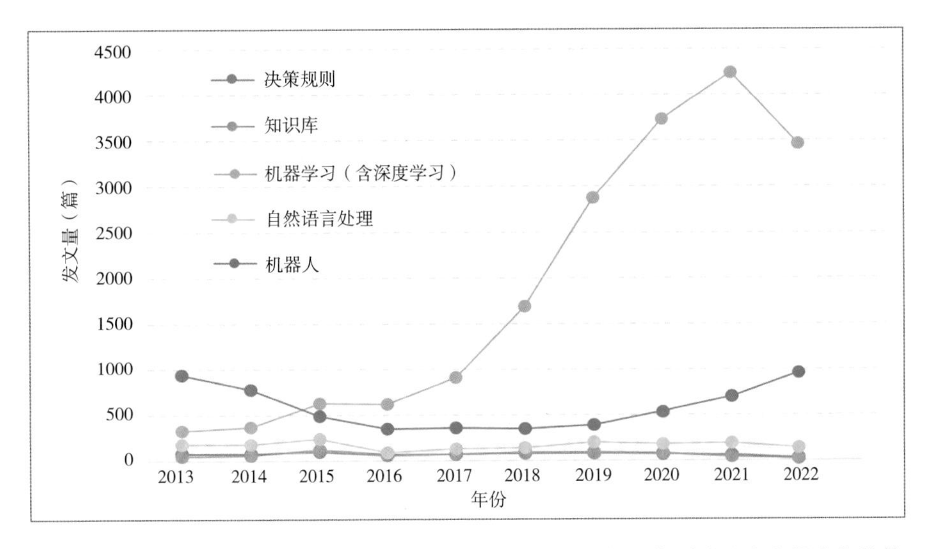

图 2-9　2013—2022 年全球 Health AI 聚焦技术细分领域期刊论文发文量变化趋势

2013—2022 年全球 Health AI 会议论文聚焦技术分类趋势见图 2-10。观察图 2-10 我们可以看出，“机器学习（含深度学习）”在会议中得到的关注持续增加，在近两年有所平稳，而在“自然语言处理”“决策规则”“知识库”领域，文章发表数量总体相对稳定，部分年份有小幅度的波动。与期刊论文有所不同的是，“机器人”领域的研究在会议论文中得到的关注相对稳定，与“自然语言处理”“决策规则”“知识库”领域的差距不明显。

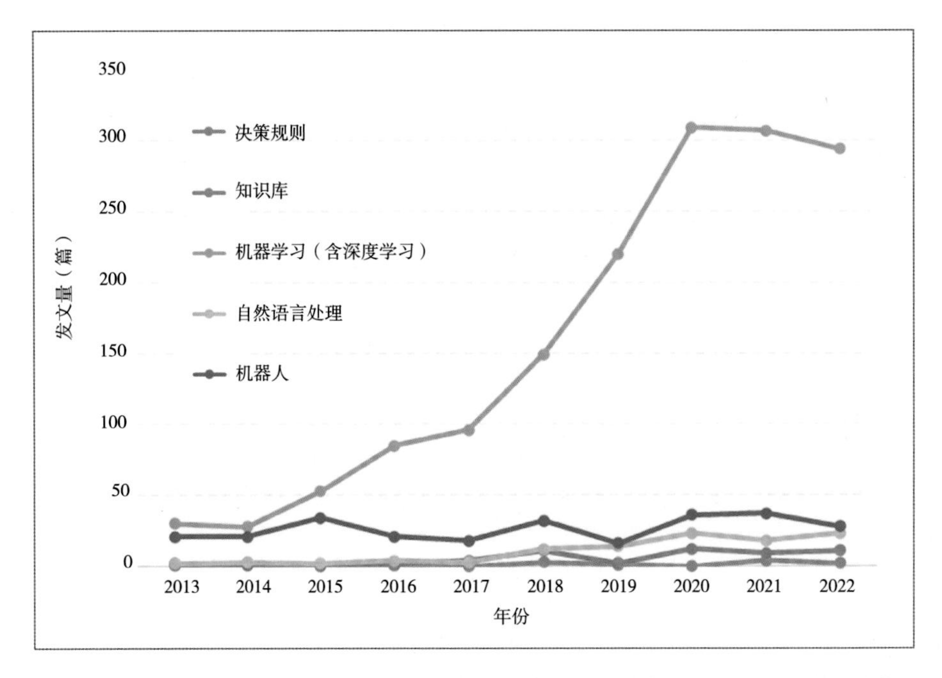

图 2-10　**2013—2022 年全球 Health AI 聚焦技术细分领域会议论文发文量变化趋势**

2013—2022 年全球 Health AI 期刊论文聚焦技术分类份额分布见图 2-11。观察图 2-11 我们可以发现，“机器学习”是主要技术领域，占比最大，达到 67.53%，说明应用在 Health AI 方面的机器学习技术已较为成熟。其次是“医疗机器人”的研究，占比 20.98%。而在“自然语言处理”“决策规则”“知识库”等领域的研究相对不足。

2013—2022 年全球 Health AI 会议论文聚焦技术分类份额分布见图 2-12，观察图 2-12 我们可以发现，“机器学习”依然是主要技术领域，占比最大，达到 78.32%，在所有人工智能技术领域的占比超过期刊论文技术分类中的占比，说明应用在 Health AI 方面会议论文更关注机器学习相关技术的发展和应用。其次是医疗机器人的研究，占比 13.16%。而在“自然语言处理”“决策规则”及“知识库”等领域的研究占比更少。

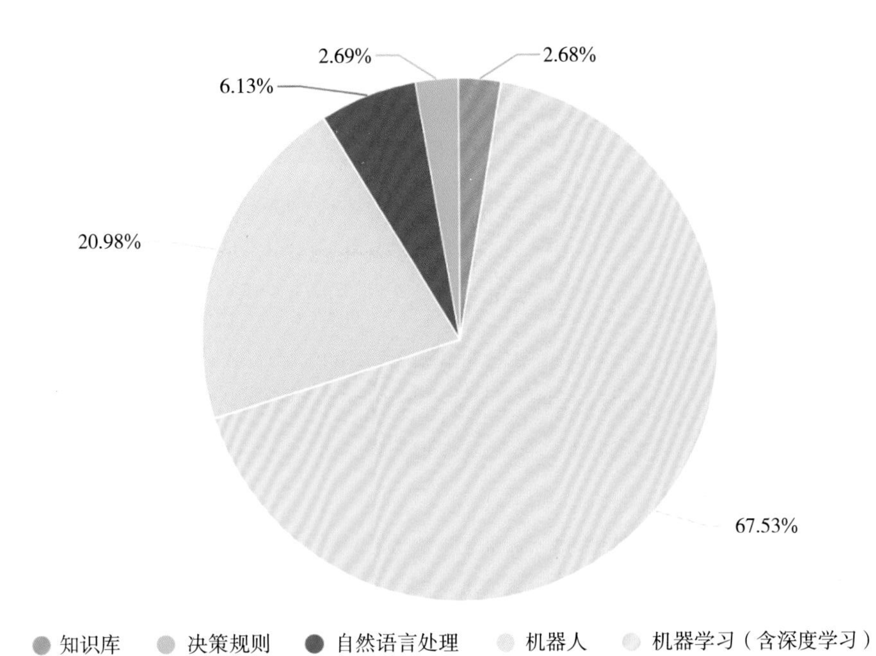

图 2-11　2013—2022 年全球 Health AI 期刊论文聚焦技术细分领域的份额分布（图中百分比为四舍五入保留两位小数结果）

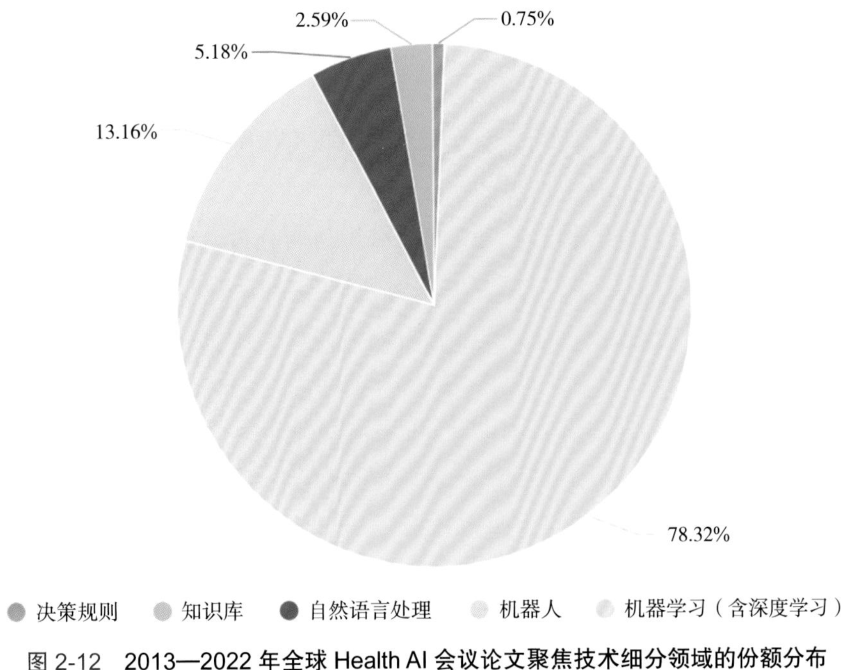

图 2-12　2013—2022 年全球 Health AI 会议论文聚焦技术细分领域的份额分布

2. 中国情况　以期刊论文为分析对象，2013—2022 年我国 Health AI 聚焦技术分类趋势见图 2-13。观察该图 2-13 我们可以看出，在“知识库”“决策规则”“自然语言处理”领域，文章发表数量总体相对稳定，数量较少。在“机器学习”这一细分领域中，发文量在过去 5 年呈指数增长，增长十分迅速，在近一年数量略有下降。健康医疗机器人相关研究自 2019 年开始有所增加，得到关注。与全球趋势大致相同。

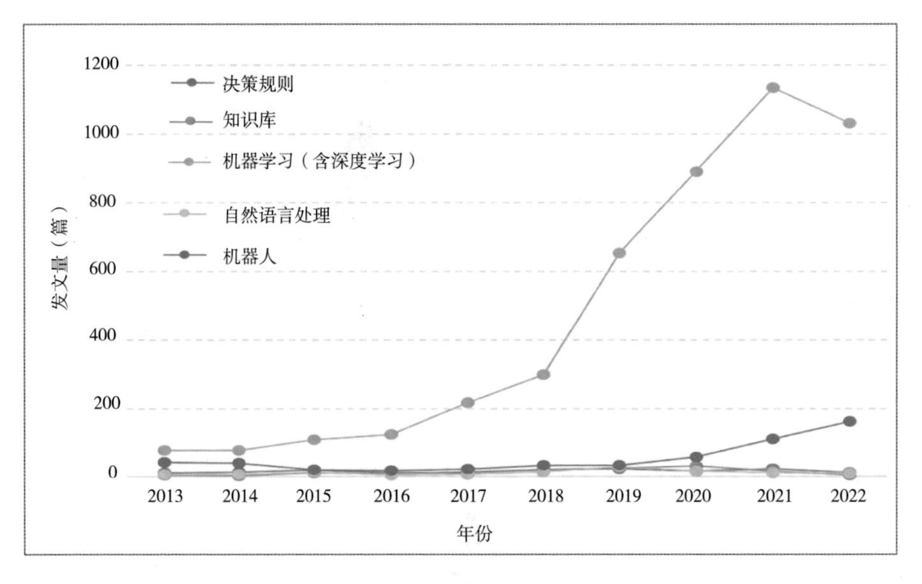

图 2-13　2013—2022 年中国 Health AI 聚焦技术细分领域期刊论文发文量变化趋势

2013—2022 年我国 Health AI 聚焦技术分类份额分布见图 2-14，观察图 2-14 我们可以发现，“机器学习”是主要技术领域，占比最大，达到 82.46%，超过全球 Health AI 聚焦技术分类中“机器学习”占比（67.53%），说明应用在 Health AI 方面我国更为关注机器学习技术在健康医疗领域中的研发与应用。其次是“医疗机器人”的研究，占比 9.75%。与全球分布相比，我国健康医疗领域中对机器人的关注还不足，而在“自然语言处理”“决策规则”及“知识库”等领域的研究占比更少。

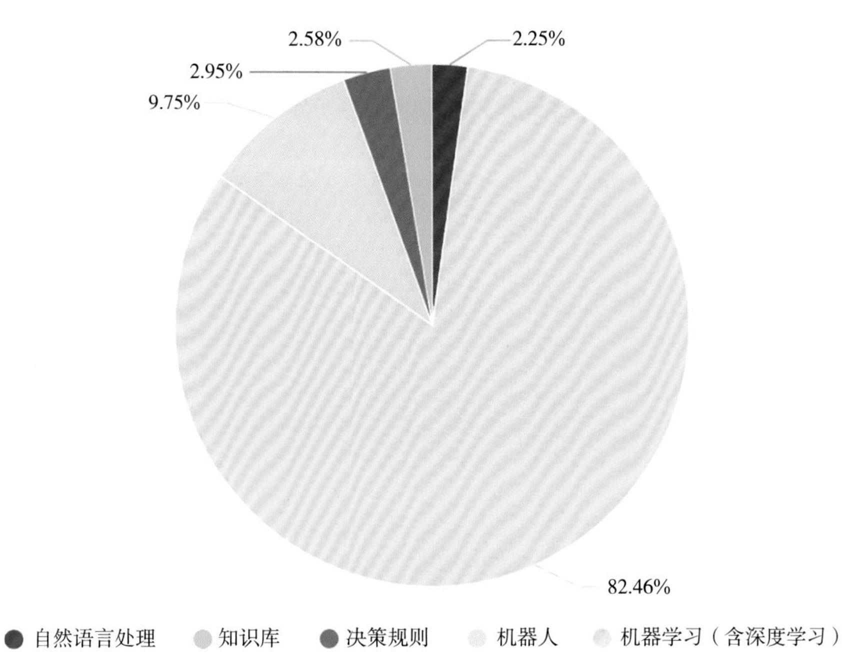

图 2-14　2013—2022 年中国 Health AI 聚焦技术分类份额分布

（四）健康医疗问题——聚焦技术细分领域的研究领域

我们从健康医疗人工智能期刊论文中提取了对应的健康医疗问题分类与聚焦技术细分领域分类，分析了两种分类的共现情况，根据二者的共现次数为值，制作了热力图，展示了健康医疗问题与所用技术的分布和密度情况。

1. 全球情况　2013—2022 年全球健康医疗问题与 Health AI 技术共现的热力图见 2-15，观察该热力图，我们可以发现“机器学习”是主要应用技术，该技术被最多地应用于“环境和公共卫生”“卫生保健质量、获取和评价”及“肿瘤”研究领域。在疾病领域，除“肿瘤”外，“病理状态、体征和症状”“心血管疾病”“神经系统疾病”和“呼吸道疾病”也是使用“机器学习”技术最多的领域，说明“机器学习”在上述领域具有较大赋能潜力。“机器人”也同样被应用于多个健康医疗领域，如“卫生保健质量、获取和评价”“环境和公共卫生”“卫生保健设施、人力和服务”，在疾病领域，“机器人”被应用于“肿瘤”“病理状态、体征和症状”“泌尿生殖系统疾病”和“神经系统疾病”领域中最多。

	决策规则	知识库	机器学习（含深度学习）	自然语言处理	机器人
环境和公共卫生	557	407	12082	1455	2877
卫生保健质量、获取和评价	478	407	10870	1474	3258
卫生服务管理	177	302	3709	1341	2254
卫生保健经济学和组织	55	49	595	201	257
卫生保健设施、人力和服务	107	122	2260	366	2399
人口特征	50	28	1442	151	394
精神障碍	16	47	1370	105	319
创伤和损伤	10	6	492	21	283
化学诱导疾病	2	39	314	96	7
职业病	3	1	25	1	4
病理状态、体征和症状	101	146	3745	204	1924
动物疾病	2	11	123	0	23
免疫系统疾病	22	19	518	36	64
内分泌系统疾病	25	30	880	50	217
营养和代谢性疾病	30	39	697	41	108
皮肤和结缔组织疾病	42	24	1256	42	49
先天性遗传性新生儿疾病和畸形	9	29	347	6	82
血液和淋巴系统疾病	4	6	221	8	42
心血管疾病	50	33	2162	130	754
泌尿生殖系统疾病	35	33	1117	51	1478
眼疾病	13	9	827	13	31
神经系统疾病	78	62	2915	94	1300
耳鼻咽喉疾病	4	5	232	4	94
呼吸道疾病	59	32	2246	110	273
口颌疾病	1	5	269	2	82
消化系统疾病	23	31	1278	49	617
肌肉骨骼疾病	11	19	541	23	179
肿瘤	118	146	4966	188	2086
感染	53	48	1815	101	134

图 2-15　**全球健康医疗问题——聚焦技术热力图**

2. 中国情况　2013—2022 年我国健康医疗问题与 Health AI 技术共现的热力图见 2-16，观察该热力图我们可以发现与全球分布相同，“机器学习”是主要应用技术，该技术被最多地应用于“环境和公共卫生”“卫生保健质量、获取和评价”及“肿瘤”研究领域。在疾病领域，除“肿瘤”外，“病理状态、体征和症状”“心血管疾病”“神经系统疾病”和“呼吸道疾病”也是使用“机器学习”技术最多的领域，说明“机器学习”在上述领域具有较大赋能潜力。“机器人”在健康医疗领域的研究与全球相比相对不足，“卫生保健质量、获取和评价”“环境和公共卫生”“卫生保健设施、人力和服务”是“机器人”应用最多的领域，在疾病领域，“机器人”被应用于“肿瘤”“病理状态、体征和症状”领域中最多。

	决策规则	知识库	机器学习（含深度学习）	自然语言处理	机器人
环境和公共卫生	131	61	2871	108	272
卫生保健质量、获取和评价	100	50	2501	107	285
卫生服务管理	21	22	635	98	192
卫生保健经济学和组织	16	0	108	13	9
卫生保健设施、人力和服务	12	6	330	12	199
人口特征	7	4	278	6	23
精神障碍	2	11	246	1	16
创伤和损伤	0	0	84	0	43
化学诱导疾病	0	5	58	3	0
职业病	0	0	12	0	1
病理状态、体征和症状	16	37	872	3	141
动物疾病	1	5	8	0	4
免疫系统疾病	2	7	77	1	2
内分泌系统疾病	3	6	235	3	23
营养和代谢性疾病	5	7	138	1	5
皮肤和结缔组织疾病	8	9	266	7	6
先天性遗传性新生儿疾病和畸形	0	1	63	0	18
血液和淋巴系统疾病	1	2	42	0	4
心血管疾病	9	12	484	6	82
泌尿生殖系统疾病	5	8	281	2	86
眼疾病	1	4	201	1	3
神经系统疾病	13	12	582	2	96
耳鼻咽喉疾病	1	3	87	0	3
呼吸道疾病	10	10	628	4	39
口颌疾病	0	3	100	0	4
消化系统疾病	3	12	450	5	74
肌肉骨骼疾病	1	10	116	1	39
肿瘤	24	49	1493	16	187
感染	6	11	444	5	20

图 2-16　**中国健康医疗问题——聚焦技术热力图**

第3章
科学技术研究

一、数据与指标

（一）数据来源

本报告通过专利数据探究健康医疗人工智能领域技术发展变化的特征和趋势，专利数据从Dimensions平台中获取。本报告利用FOR检索，通过Dimensions平台检索了健康医疗人工智能相关领域的专利数据。在Dimensions平台中，每条专利数据被标注了对应的研究领域。如果一条专利数据被标注的研究领域中同时含有医疗保健和人工智能两个方面，则被视为健康医疗人工智能科学出版物。其中健康医疗的检索领域为：32 biomedical and clinical sciences or 42 health sciences or 5203 clinical and health psychology；人工智能的检索领域为：4602 artificial intelligence or 4611 machine learning。经过检索和初步筛选，获取健康医疗领域人工智能相关授权专利6853条。

（二）分析指标

1. 授权专利数量　授权专利数量代表一个国家或企业在一定时间内获得的专利授权数量。这个指标可以用来衡量一个国家或企业的技术创新能力、市场竞争力、行业格局和技术发展水平。

2. 专利权人　专利权人是指在专利法规定的专利保护期内，依法享有专利权的自然人、法人或其他组织。专利权人的分析可以帮助了解健康医疗人工智能领域的技术创新情况和竞争格局，为相关的决策提供有价值的参考依据。

3. 健康医疗问题分类　对专利数据的摘要进行梳理，抽取MeSH主题词，根据专利摘要对应的MeSH主题词，将其对应到健康医疗领域二级术语进行分类统计，详见表 1-1。

4. 聚焦技术分类　根据专利摘要对应的 MeSH 主题词，将其对应到聚焦技术领域术语进行分类统计，详见表 1-2。

5. 健康医疗问题与聚焦技术的共现　对专利摘要对应的健康医疗领域二级 MeSH 主题词与技术领域主题词的共现情况进行统计分析，揭示人工智能技术在健康医疗领域应用研究的分布情况。

二、分析结果

（一）专利技术分析通览

1. 专利数量变化趋势　2013—2022 年，Health AI 专利申请量前 5 位国家的专利申请数量分布情况详见图 3-1。2022 年，科学出版物发表数量排名前 5 位的国家依次是中国、美国、韩国、日本、德国。自 2018 年以后，我国 Health AI 专利申请量始终位居世界首位，且增长势头持续。在全球 Health AI 专利申请量出现平缓时，我国 Health AI 专利申请量仍保持增长，反映出我国 Health AI 专利申请总量占全球总量的比重上升，体现了我国健康医疗人工智能领域对技术转化的重视和保护。

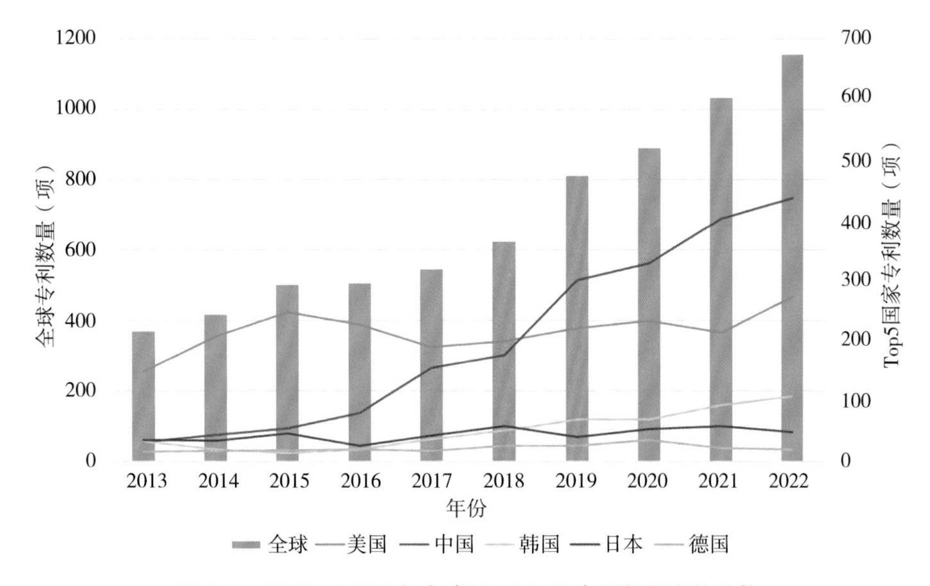

图 3-1　2013—2022 年全球 Health AI 专利数量变化趋势

2. 排名前 10 位的专利权人　健康医疗人工智能专利授权量排名前 10 位的全球专利权人和中国专利权人的科研产出情况见表 3-1。其中，全球专利授权最高的专利权人为美国的 IBM（347 项），而我国专利授权最高的专利权人为浙江大学（48 项），未能进入全球的专利权人前 5 名。虽然我国健康医疗人工智能领域专利授权量逐年上升并在全球排名前列，但缺少具有高影响力和引领导向的专利权人，专利主要分布在高校和科研机构中，与全球分布相比，企业专利权人占比较少。

表 3-1　全球和中国 Health AI 授权专利排名前 10 位的专利权人

排名	专利权人（全球）	发文量（篇）	专利权人（中国）	发文量（篇）
1	IBM （United States） IBM（美国）	347	Zhejiang University 浙江大学	48
2	Qualcomm 高通（美国）	282	Tsinghua University 清华大学	38
3	Intel 英特尔（美国）	116	Tianjin University 天津大学	31
4	Samsung （South Korea） 三星（韩国）	100	Hangzhou Dianzi University 杭州电子科技大学	19
5	HRL Laboratories HRL 实验室（美国）	85	Huazhong University of Science and Technology 华中科技大学	18
6	Micron （United States） 美光（美国）	66	Peking University 北京大学	15
7	Zhejiang University 浙江大学（中国）	48	Beihang University 北京航空航天大学	15
8	Philips （Netherlands） 飞利浦（荷兰）	47	Huawei Technologies （China） 华为（中国）	14
9	Henkel （Germany） 汉高（德国）	46	Beijing University of Technology 北京科技大学	13
10	Tsinghua University 清华大学（中国）	38	Shanghai Jiao Tong University 上海交通大学	11

（二）人工智能技术聚焦的健康医疗问题领域分析结果

1. 全球情况 2013—2022年全球Health AI授权专利的健康医疗问题领域时间趋势见图3-2。观察图3-2我们可以发现，Health AI健康医疗授权专利数量逐年上升。“环境和公共卫生”领域、“卫生保健质量、获取和评价”领域和“卫生保健设施、人力和服务”领域的专利数量占比较高，授权量稳定增长，可见AI技术在这些问题的解决中起到了比较好的作用，相应科学技术转化较多。疾病方面，与期刊论文代表的科学研究不同，“病理状态、体征和症状”“神经系统疾病”和“泌尿生殖系统疾病”是授权专利最多的领域，说明AI技术在上述疾病领域具有较好的技术转化，具有较大的应用实施潜力。

2013—2022年全球Health AI专利数据中健康医疗问题领域分布概览见图3-3。观察图3-3我们可以发现，在全球范围内，专利中Health AI技术主要解决“环境和公共卫生”领域、“卫生保健质量、获取和评价”领域和“卫生保健设施、人力和服务”领域的相关问题。在疾病方面，“病理状态、体征和症状”“神经系统疾病”和“泌尿生殖系统疾病”是Health AI技术转化较多的领域，这说明AI技术在处理这几类问题已由科学方法转化为实施技术。与科学出版物中的健康医疗问题相比，“肿瘤”领域的Health AI技术向专利转化不足。

2. 中国情况 2013—2022年我国Health AI授权专利的健康医疗问题领域时间趋势见图3-4。观察图3-4我们可以发现，Health AI健康医疗授权专利数量逐年上升。“环境和公共卫生”领域、“卫生保健质量、获取和评价”领域和“卫生保健设施、人力和服务”领域的专利数量占比较高，授权量稳定增长，可见AI技术在这些问题的解决中起到了较好的作用，相应科学技术转化较多。在疾病方面，与期刊论文代表的科学研究不同，“病理状态、体征和症状”“神经系统疾病”和“泌尿生殖系统疾病”是授权专利最多的领域，说明AI技术在上述疾病领域具有较好的技术转化，具有较大的应用实施潜力。

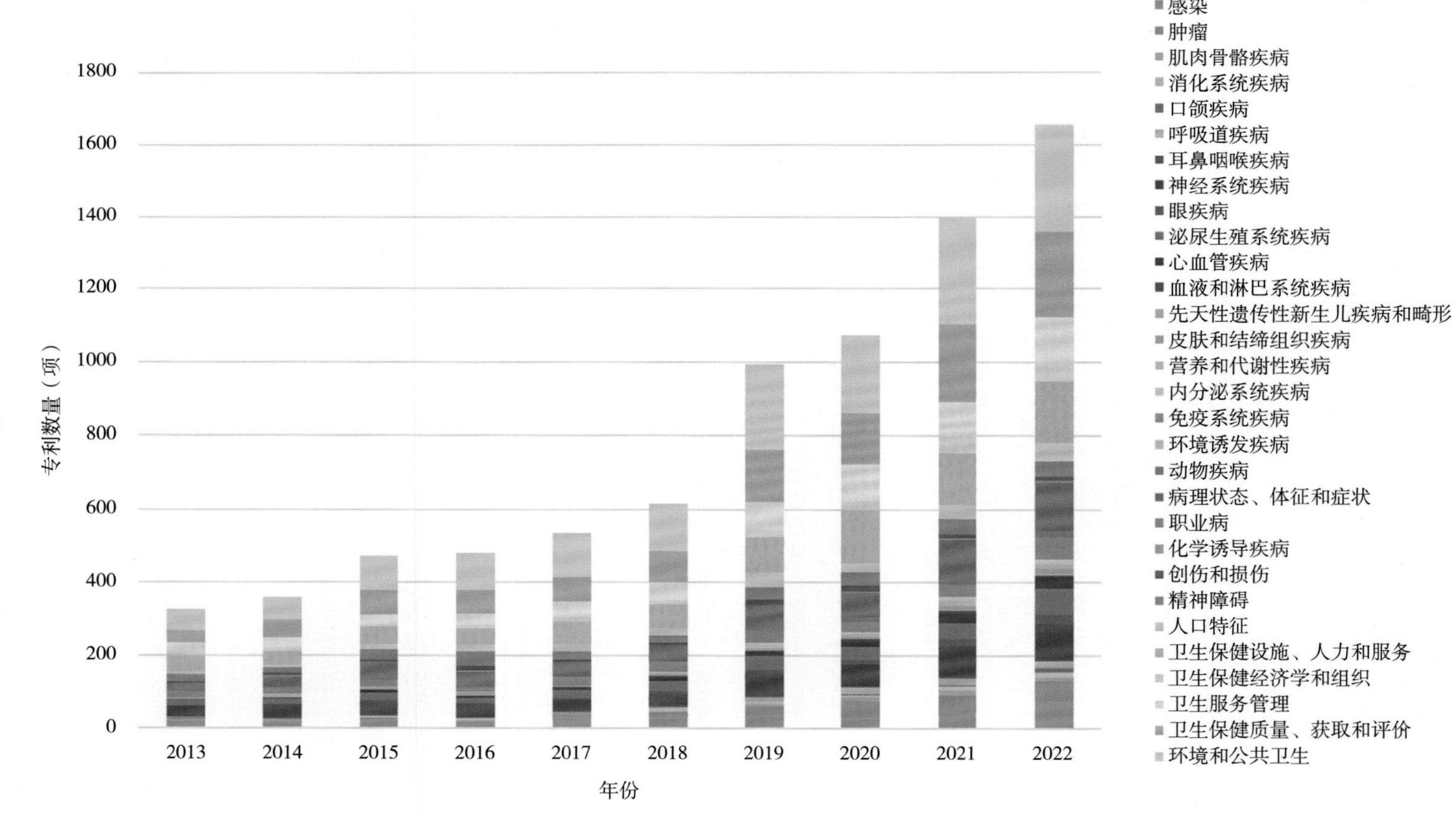

图 3-2　2013—2022 年全球 Health AI 健康医疗问题领域专利变化趋势

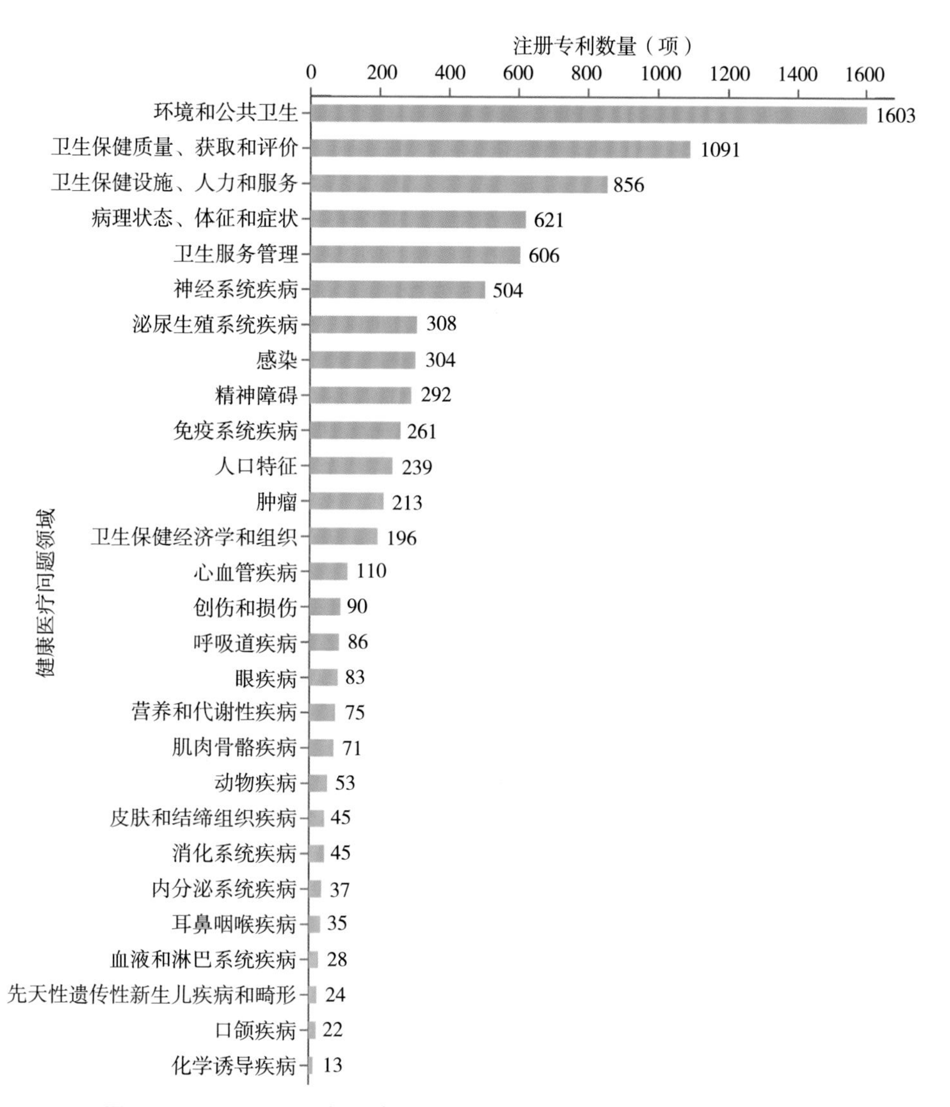

图 3-3　2013—2022 年全球 Health AI 健康医疗问题领域专利数量概览

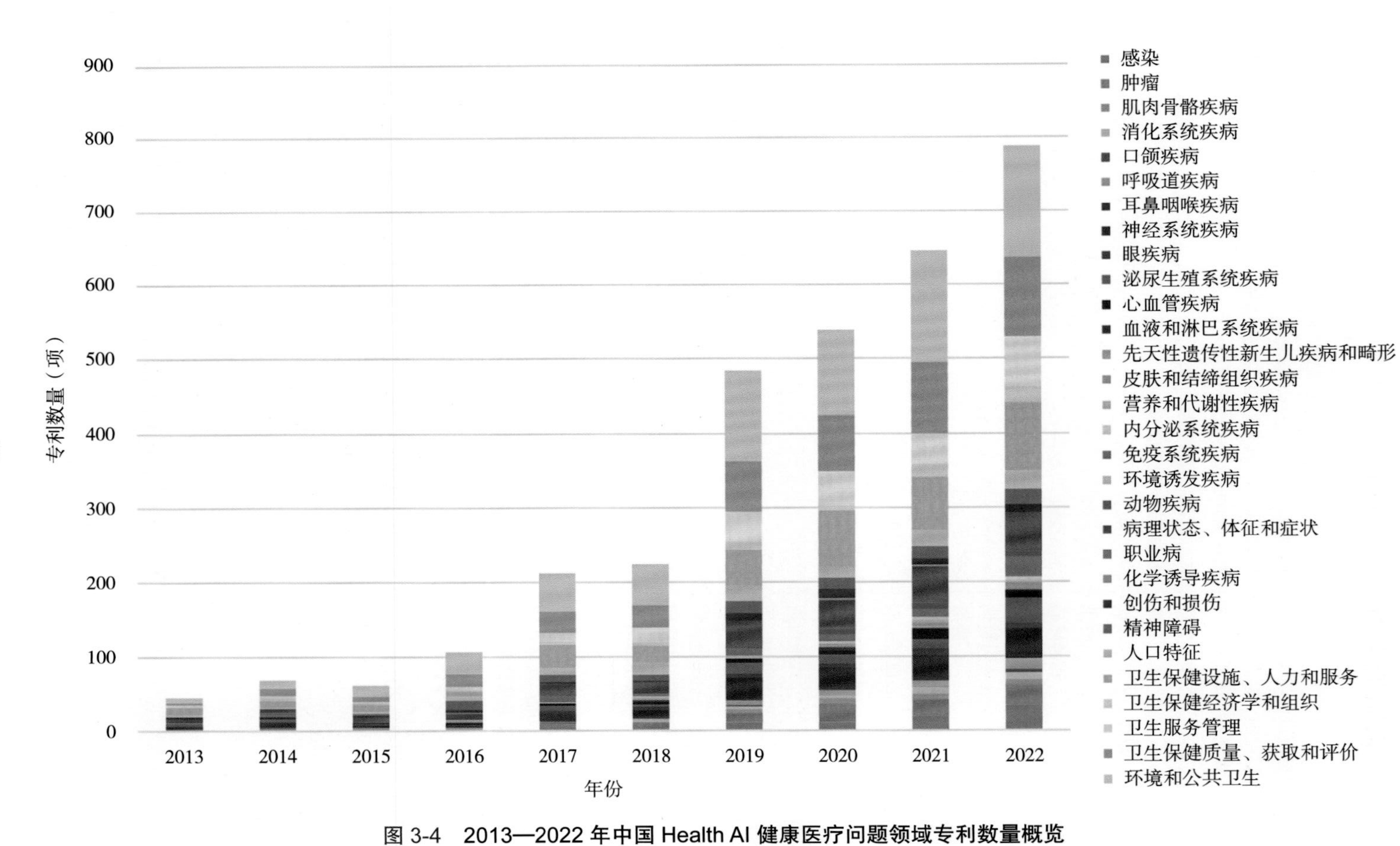

图 3-4　2013—2022 年中国 Health AI 健康医疗问题领域专利数量概览

（三）人工智能技术细分领域分析结果

1. 全球情况　2013—2022 年全球 Health AI 专利中聚焦技术分类趋势见图 3-5。观察图 3-5 我们可以看出，在“自然语言处理”“决策规则”“知识库”领域，专利数量总体相对稳定，部分年份有小幅度的波动。在“机器学习”这一细分领域中，专利数量从 2017 年开始呈指数增长，增长速率十分迅速。而在“机器人”这一细分领域中，发文量专利数量从 2017 年开始有小幅度增加，该趋势与科学出版物一致。

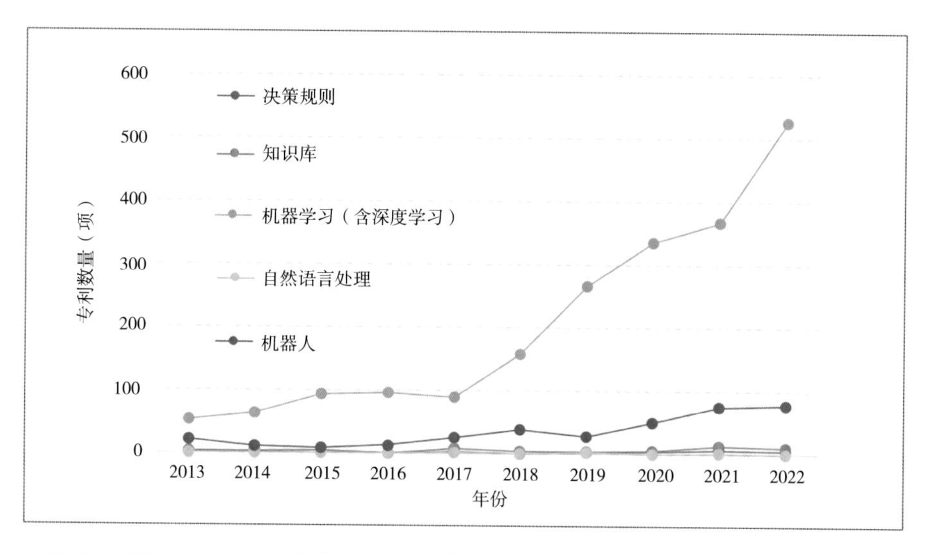

图 3-5　2013—2022 年全球 Health AI 专利中聚焦技术细分领域专利数量变化趋势

2013—2022 年全球 Health AI 专利中聚焦技术分类份额见图 3-6，观察图 3-6 我们可以发现，“机器学习”是主要技术领域，占比最大，达到 83.01%，说明应用在 Health AI 方面的机器学习技术已较为成熟，与科学出版物相比，“机器学习”在所有技术中占比更高，说明该技术相较其他技术更有转化潜力。其次是“医疗机器人”的研究，占比 13.75%。而在“自然语言处理”“决策规则”及“知识库”等领域专利占比相对不足，说明该类技术由科学研究向技术转化存在困难。

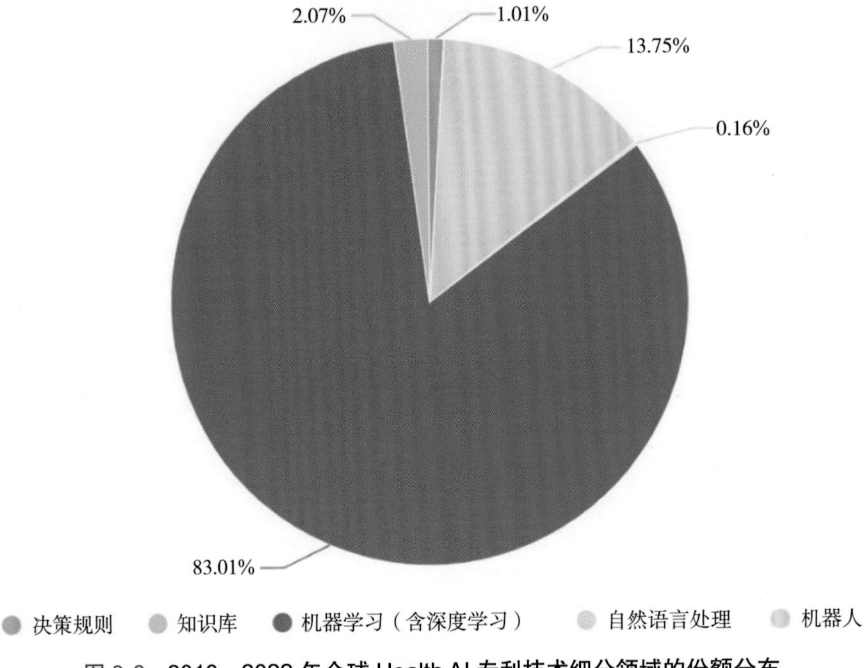

图 3-6　**2013—2022 年全球 Health AI 专利技术细分领域的份额分布**

2. 中国情况　2013—2022 年我国 Health AI 专利中聚焦技术分类趋势见图 3-7。观察图 3-7 我们可以看出，在“自然语言处理”“决策规则”“知识库”领域，专利数量总体相对稳定，数量较少，“知识库”相关专利自 2020 年开始有小幅度的增加。在“机器学习”这一细分领域中，专利数量从 2015 年开始呈指数增长，增长速率十分迅速。“机器人”这一细分领域自 2015 年逐年增长，增长趋势与全球趋势相比增速较快，说明我国不仅重视“机器学习”领域，对健康医疗人工智能中的“机器人”也逐渐重视。

2013—2022 年全球 Health AI 专利中聚焦技术分类份额见图 3-8。观察图 3-8 我们可以发现，“机器学习”是主要技术领域，占比最大，达到 63.76%，说明应用在 Health AI 方面的机器学习技术已较为成熟，与全球专利分布相比，“机器学习”在所有技术中占比略低。其次是“医疗机器人”的研究，占比 31.54%，我国医疗机器人数量占比远高于全球专利分布，说明我国对医疗机器人较为重视，相关科学成果向技术转化具有相对优势。而在“自然语言处理”“决策规则”及“知识库”等方面专利占比相对不足，说明该类技术由科学研究向技术转化存在困难。

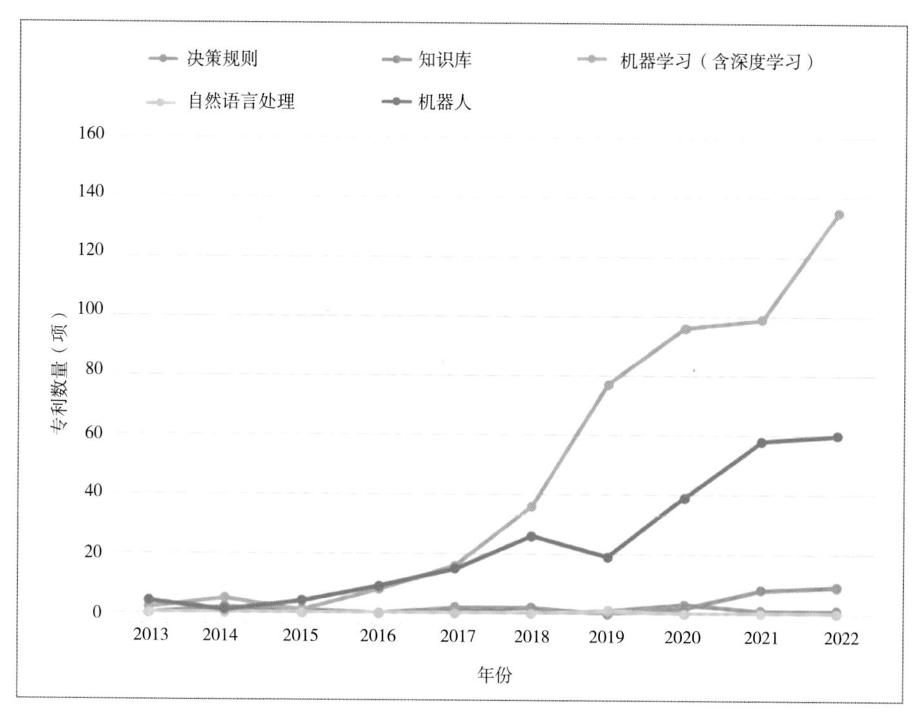

图 3-7 2013—2022 年中国 Health AI 专利中聚焦技术细分领域专利数量变化趋势

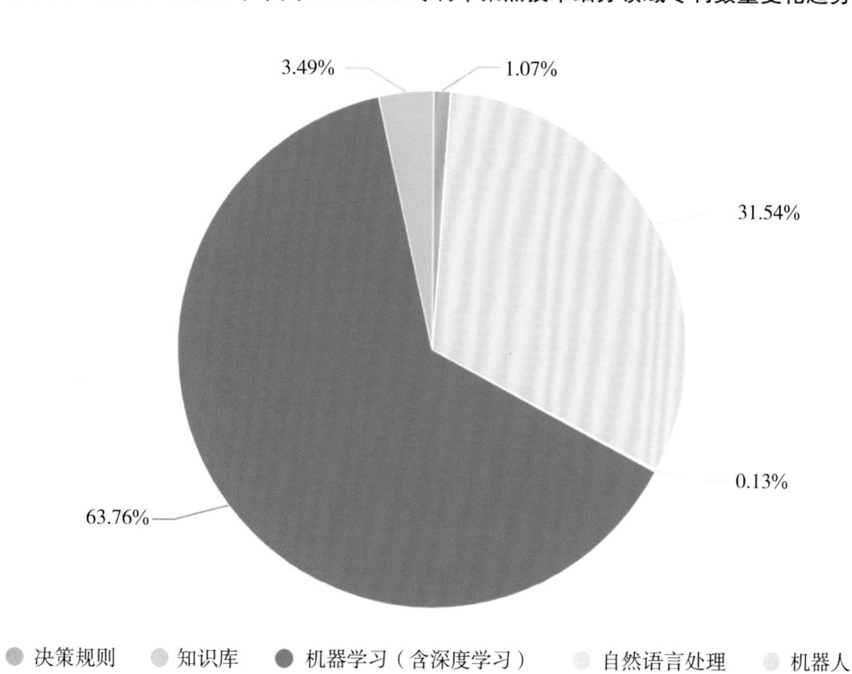

图 3-8 2013—2022 年中国 Health AI 专利技术细分领域的份额分布

（四）人工智能技术中健康医疗问题——聚焦技术细分领域的研究领域

1. 全球情况　2013—2022 年全球专利技术揭示的健康医疗问题与 Health AI 技术共现的热力图见 3-9，观察该热力图，我们可以发现“机器学习”是主要应用技术，该技术被最多地应用于“环境和公共卫生”“卫生保健质量、获取和评价”和“卫生保健设施、人力和服务”研究领域，与科学出版物相比，“机器学习”在“肿瘤”中的应用热点值相对降低。在疾病领域，“病理状态、体征和症状”“肿瘤”和“泌尿生殖系统疾病”是使用机器学习技术最多的领域，说明“机器学习”在上述领域具有较大赋能潜力，与科学出版物相比，专利技术中“机器学习”应用于“泌尿生殖系统疾病”的技术转化较多。“机器人”也同样被应用于多个健康医疗领域，如“卫生保健设施、人力和服务”“环境和公共卫生”“卫生保健质量、获取和评价”，在疾病领域“机器人”被应用于“病理状态、体征和症状”“泌尿生殖系统疾病”和“感染”领域中最多。

2. 中国情况　2013—2022 年我国专利技术揭示的健康医疗问题与 Health AI 技术共现的热力图见 3-10，观察该热力图，我们可以发现“机器学习”和“机器人”是主要应用技术，“机器学习”技术被最多地应用于“环境和公共卫生”和“卫生保健质量、获取和评价”，与全球专利技术分布相比，“机器人”在健康医疗领域中应用的占比提高。在疾病领域，“肿瘤”“病理状态、体征和症状”和“神经系统疾病”是使用机器学习技术最多的领域，说明“机器学习”在上述领域具有较大赋能潜力。与全球专利相比，我国“机器学习”在“泌尿生殖系统疾病”中的技术转化并不是最多的领域。“机器人”也同样被应用于多个疾病领域，如“病理状态、体征和症状”“神经系统疾病”和“感染”领域中最多。

（五）科学出版物向专利技术转化分析

1. 全球情况　本研究进一步对健康医疗问题——聚焦技术在科学出版物中的数量排名与在专利技术中的数量排名变化情况进行分析，通过分析结果揭示健康医疗人工智能技术从科学知识向应用技术的转化情况。2013—2022 年全球科学研究占比前 15 名健康医疗人工智能技术的转化排名情况见图 3-11，观察图 3-11 我们可以发现，环境和公共卫生—机器学习与卫生保健质量、获取和评价—机器学习在科学研究与应用技术中的排名较为一致，说明“机器学习”在“环

	决策规则	知识库	机器学习（含深度学习）	自然语言处理	机器人
环境和公共卫生	4	14	431	2	98
卫生保健质量、获取和评价	6	13	379	2	62
卫生服务管理	3	21	209	2	31
卫生保健经济学和组织	2	3	61	0	9
卫生保健设施、人力和服务	9	12	226	0	98
人口特征	0	8	61	0	19
精神障碍	0	0	80	0	10
创伤和损伤	0	0	8	0	11
化学诱导疾病	0	0	5	0	0
职业病	0	0	0	0	0
病理状态、体征和症状	11	3	186	3	23
动物疾病	2	0	25	1	1
环境诱发疾病	0	0	0	0	0
免疫系统疾病	2	1	98	0	17
内分泌系统疾病	0	1	31	0	0
营养和代谢性疾病	0	1	21	0	1
皮肤和结缔组织疾病	2	2	23	0	4
先天性遗传性新生儿疾病和畸形	0	0	8	0	0
血液和淋巴系统疾病	0	0	14	0	0
心血管疾病	0	1	54	0	2
泌尿生殖系统疾病	5	2	123	0	20
眼疾病	2	1	49	0	2
神经系统疾病	9	1	120	0	19
耳鼻咽喉疾病	1	1	8	0	1
呼吸道疾病	1	0	50	0	1
口颌疾病	1	1	11	0	2
消化系统疾病	0	0	23	0	1
肌肉骨骼疾病	0	0	18	0	12
肿瘤	5	3	150	1	3
感染	4	3	106	0	22

图 3-9　**专利技术中全球健康医疗问题——聚焦技术热力图**

境和公共卫生”与“卫生保健质量、获取和评价”领域中的研究较为成熟，研究成果向应用技术转化具有投入应用的潜力。“卫生管理服务”“卫生保健质量、获取和评价”及“病理状态、体征和症状”领域的健康医疗机器人在科学研究中得到较多的探索，但专利技术中的占比大幅下降，说明上述技术仍处于摸索探究阶段，研究成果尚未成熟，向应用技术的转化较低。与之对应的，“卫生保健实施、人力和服务”及“感染”领域的机器学习技术在专利中占比高于科学出版物中的占比，说明上述技术具有较大的应用前景，从科学研究向应用技术转化较高。

	决策规则	知识库	机器学习（含深度学习）	自然语言处理	机器人
环境和公共卫生	0	5	121	1	87
卫生保健质量、获取和评价	0	4	103	1	54
卫生服务管理	1	6	59	1	24
卫生保健经济学和组织	1	2	25	0	8
卫生保健设施、人力和服务	5	6	75	0	70
人口特征	0	2	20	0	15
精神障碍	0	0	27	0	9
创伤和损伤	0	0	6	0	9
化学诱导疾病	0	0	2	0	0
职业病	0	0	0	0	0
病理状态、体征和症状	3	1	50	1	23
动物疾病	2	0	12	1	1
环境诱发疾病	0	0	0	0	0
免疫系统疾病	1	1	33	0	10
内分泌系统疾病	0	0	12	0	0
营养和代谢性疾病	0	0	7	0	1
皮肤和结缔组织疾病	0	0	10	0	4
先天性遗传性新生儿疾病和畸形	0	0	4	0	0
血液和淋巴系统疾病	0	0	6	0	0
心血管疾病	0	1	14	0	2
泌尿生殖系统疾病	3	2	37	0	13
眼疾病	0	1	18	0	1
神经系统疾病	3	0	44	0	19
耳鼻咽喉疾病	0	1	6	0	1
呼吸道疾病	0	0	26	0	1
口颌疾病	0	1	2	0	1
消化系统疾病	0	0	17	0	1
肌肉骨骼疾病	0	0	7	0	9
肿瘤	2	3	71	1	1
感染	1	2	34	0	15

图 3-10 **专利技术中中国健康医疗问题——聚焦技术热力图**

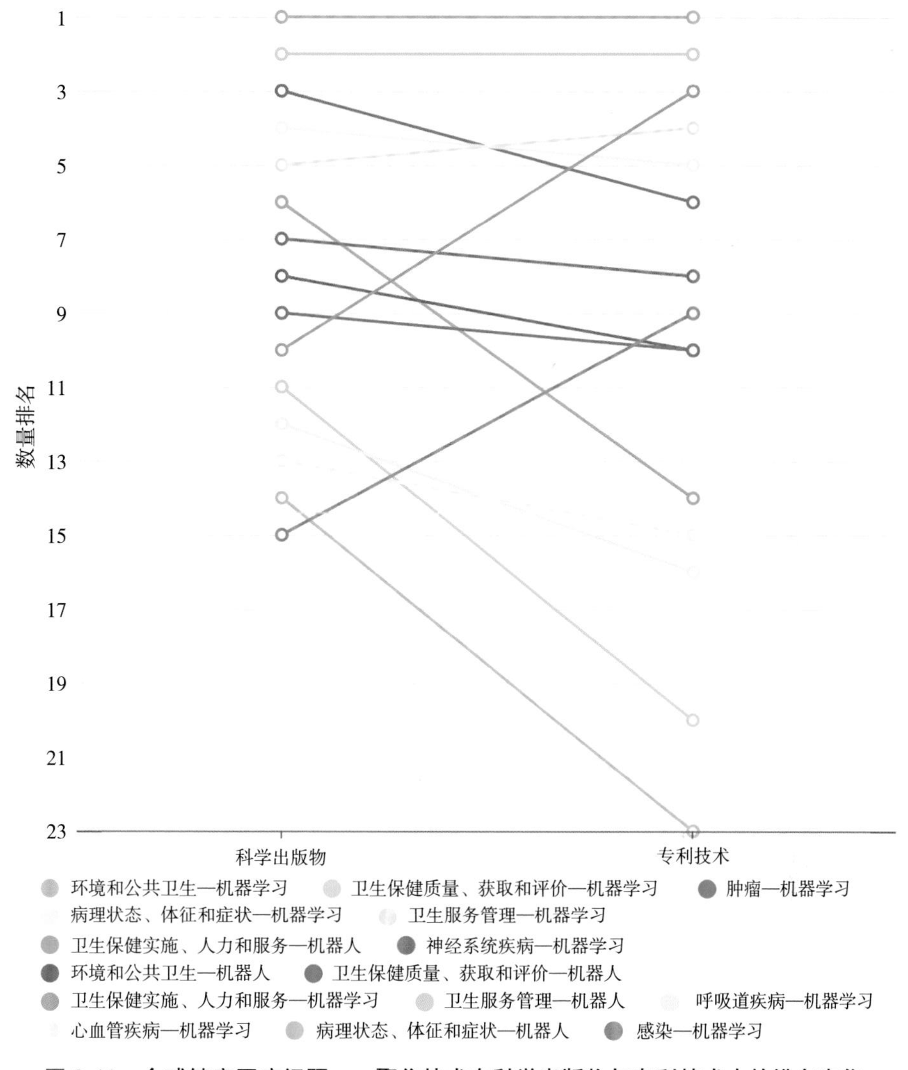

图 3-11　**全球健康医疗问题——聚焦技术在科学出版物与专利技术中的排名变化**

2. 中国情况　2013—2022 年中国科学研究占比前 15 名健康医疗人工智能技术的转化排名情况见图 3-12，观察图 3-12 我们可以发现，环境和公共卫生—机器学习与卫生保健质量、获取和评价—机器学习在科学研究与应用技术中的排名较为一致，说明“机器学习”在“环境和公共卫生”与“卫生保健质量、获取和评价”领域中的研究较为成熟，研究成果向应用技术转化具有投入应用的潜力。“呼吸道疾病”“神经系统疾病”和“消化系统疾病”领域的机器学习技术在科学研究中得到较多的探索，但专利技术中的占比大幅下降，说明上述技术仍处于摸索探究阶段，研究成果尚未成熟，向应用技术的转化较低。与之对应的，“卫生保健实施、人力和服务”领域的机器学习及“环境和公共卫生”领域的机器人技术在专利中占比高于科学出版物中的占比，说明上述技术具有较大的应用前景，从科学研究向应用技术转化较高。

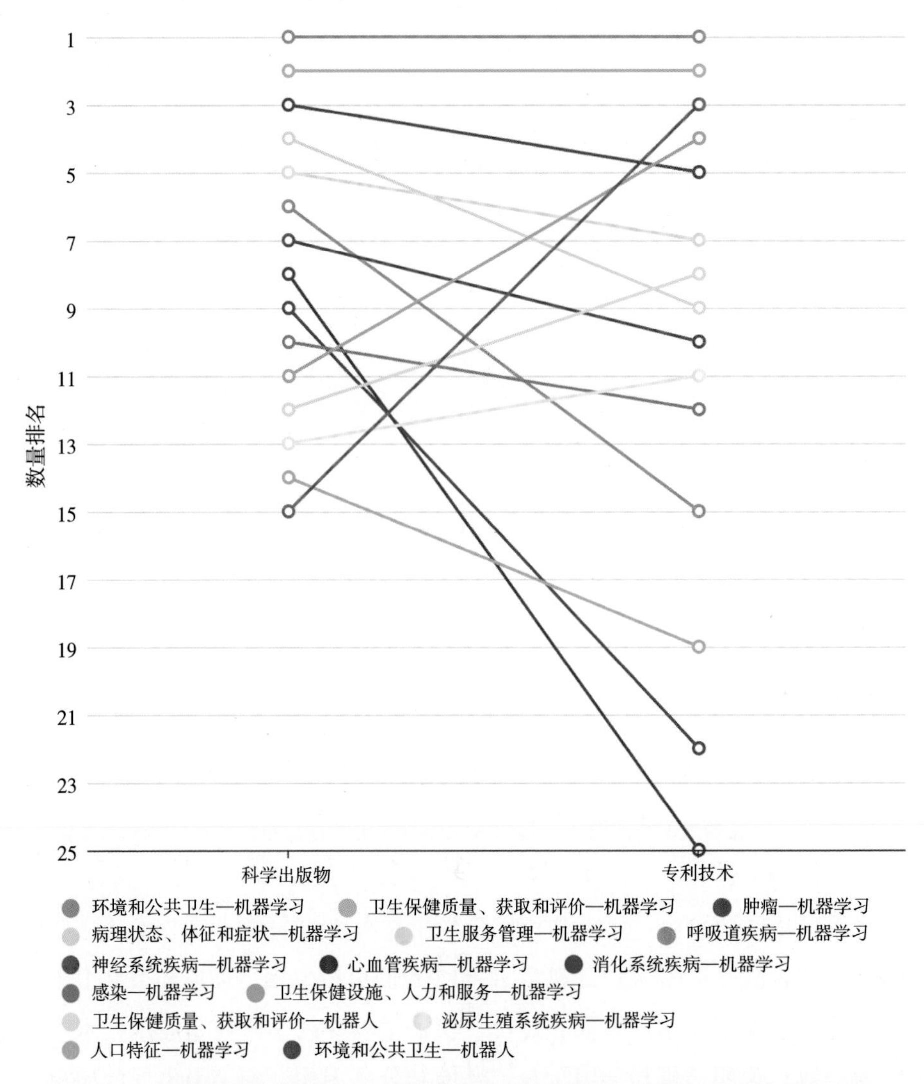

图 3-12　**中国健康医疗问题——聚焦技术在科学出版物与专利技术中的排名变化**

第 4 章

人类 - 机器协同（AI 临床试验）研究

医疗领域的信息化进程累积了海量的人类健康数据，越来越多的临床医师与计算机科学家合作致力于利用这些宝贵的健康数据挖掘信息、开发产品，以提升人类健康水平并减轻医疗卫生体系现有的沉重负担。据美国斯坦福大学统计，2020 年全球 AI 投资总额增长 40%，总额达到 679 亿美元。据估计，全球医疗 AI 市场的价值将从 2018 年的 20 亿美元增长到 2025 年的 36 亿美元，年增长率可达到 8.7%。AI 相关的健康管理设备与临床决策支持系统已经成为当前医疗领域的研究热点之一。

从全球范围看，现有的 AI 应用于医疗领域的研究涵盖了多种应用场景，包括医学影像、辅助诊断、药物研发、健康管理、疾病预测等多个方面，其中 AI 医学影像是目前研究热度最高、落地前景最广的应用场景之一。美国斯坦福大学自 2017 年首份 AI 指数报告列出“人类级表现里程碑”（Human-Level Performance Milestones）清单后，健康医疗领域人工智能每年均有入选，包括 2017 年入选的“AI 诊断皮肤癌”、2018 年入选的“AI 用于前列腺癌的分级”和 2019 年入选的“AI 以专家级的准确性检测糖尿病视网膜病变”。2021 年，中国累计批准了 15 张 AI 医疗器械注册证，已通过审批的 AI 医疗器械均为医学影像领域，包括冠脉血流储备分数计算软件、心电分析软件、糖尿病视网膜病变眼底图像辅助诊断软件、肺结节 CT 影像辅助检测软件等。其中糖尿病视网膜病变眼底图像辅助诊断软件已在中国新疆地区部分医院落地应用。同时，各国政府也为 AI 在医疗领域的应用和发展提供了政策支持。如 2012 年欧洲发布了《欧盟电子健康行动计划（2012—2020）》，2014 年美国发布了《美国联邦政府医疗信息化战略规划 2015—2020》，2016 年中国国务院发布了《关于促进和规范健康医疗大数据应用发展的指导意见》，均提出促进信息技术在医疗领域的深度应用，提高医疗保健水平和效率的发展目标。医疗 AI 的研究与应用已在全球取得了广泛的政策支持和研究关注度，医疗 AI 产业正进入急速发展的新时期。

然而，当前面向 AI 相关的医疗应用设备与系统的研究、评价与审批制度并不完善，医疗 AI 落地应用的安全性和有效性仍受到挑战。根据《英国医学杂志》（*The BMJ*）2020 年发表的一项研究，伦敦帝国理工学院的研究人员回顾了过去 10 年发表的研究结果，系统地检查研究设计、报告标准、偏倚风险，并将深度学习算法在医学成像方面的表现与临床专家进行比较。结果显示，目前很少有前瞻性的深度学习研究和随机试验。大多数非随机化试验不具有前瞻性，存在较高的偏倚风险，并偏离现有的报告标准。大多数研究缺乏数据和代码可用性，而且人类对照组通常很小。2021 年，哈佛大学的研究人员基于英国国家健康与临床卓越研究所（National Institute for Health and Care Excellence，NICE）为电子健康设备（digital health technologies，DHTs）制定的证据标准框架（evidence standards framework，ESF）评价了 2000 年以来糖尿病领域支持 AI 设备有效性的临床试验研究的研究证据质量。结果显示，大多数医疗 AI 设备的有效性研究证据均未达到最低标准，多数研究在研究设计、对照组与研究样本量上无法满足要求。

除上述提及的 NICE 框架以外，还有一些其他面向医疗 AI 设备有效性评价的研究设计与结果报告的相关规范出台。如世界卫生组织（World Health Organization，WHO）和美国食品药品监督管理局（Food and Drug Administration，FDA）依次在 2016 年、2019 年发布了医疗 AI 设备的研究和评估指南。2020 年医学领域权威期刊——《自然医学》（*Nature Medicine*）、《英国医学杂志》（*The BMJ*）和《柳叶刀》（*The Lancet*）联合发布了首个 AI 临床试验国际标准：用以规范具有 AI 干预措施的临床试验的研究方案指南 SPIRIT-AI（Standard Protocol Items: Recommendations for Interventional Trials-Artificial Intelligence）和用以规范 AI 临床试验研究报告的指南 CONSORT-AI（Consolidated Standards of Reporting Trials-Artificial Intelligence）。中国药品监督管理局也先后于 2019 年和 2021 年分别发布了《深度学习辅助决策医疗器械软件审评要点》和《人工智能医用软件产品分类界定指导原则》，指导医疗 AI 设备的研究与有效性评价。但上述医疗 AI 设备的评价指南或框架的应用均较为有限。目前全球对于基于临床试验得到的医疗 AI 应用设备的研究证据是否可靠尚不明确。

本部分将重点介绍全球和我国人工智能医疗设备与系统开展临床试验的数量、机构、分期、研究类型、目标人群（疾病谱）、样本量、研究状态等概况及其变化趋势。

一、数据与指标

（一）数据来源

本部分数据来源于大型综合研究数据库 Dimensions。Dimensions 数据库涵盖了超过 1 亿 4000 万条文献数据和 80 万条临床试验数据，以及包括专利、基金、数据库和政策文件等在内的多种类型的研究数据。其中，临床试验数据的来源为全球 15 个国家和地区的临床试验登记平台数据，包括国际标准随机临床试验登记平台（International Standard Randomized Controlled Trial Number，ISRCTN）、美国临床试验登记平台 ClinicalTrials.gov、欧洲临床试验登记平台（EU Clinical Trials Register，EU-CTR）和中国临床试验登记平台（Chinese Clinical Trial Registry，ChiCTR）等（图 4-1）。基于该数据库提取 AI 临床试验数据的流程如图 4-2 所示。首先，同时采用关键词检索和 FOR 分类（fields of research）检索的方式筛选出 AI 临床试验，具体如下。①基于临床试验的标题和摘要检索以下关键词："machine learning" "artificial intelligence" "machine intelligence" "machine vision" "supervised learning" "unsupervised learning" "deep learning" "reinforcement learning" "transfer learning" "Bayesian learning" "ensemble learning" "federated learning" "generative adversarial network" "random forest" "support vector machine" "explainable AI" "computer vision" "speech recognition" "face recognition" "natural language processing" "autonomous vehicle" "driverless car" "self-driving car" "DeepVariant" "Clairvoyante" "WhatsHap" "statistical learning theory" "sentiment analysis" "emotion AI" "opinion mining" "neurocomputing" "neural computing" "neurocomputation" "neural computation" "neural fuzzy network" 和 "neural network"。其中，基于关键词 "neural network" 检索出的临床试验可能为神经学领域而非 AI 领域，因此由医学领域的专业人士对该类临床试验进行人工复筛，排除非 AI 临床试验。②基于 FOR 分类

检索 AI 临床试验采用的 FOR 分类为“4602 artificial intelligence”和“4611 machine learning”。在 Dimensions 数据库中检索了 2013 年 1 月 1 日至 2022 年 12 月 31 日的 5270 项临床试验数据，通过去重及人工筛选，本研究最终纳入 4343 项 AI 临床试验进行分析。

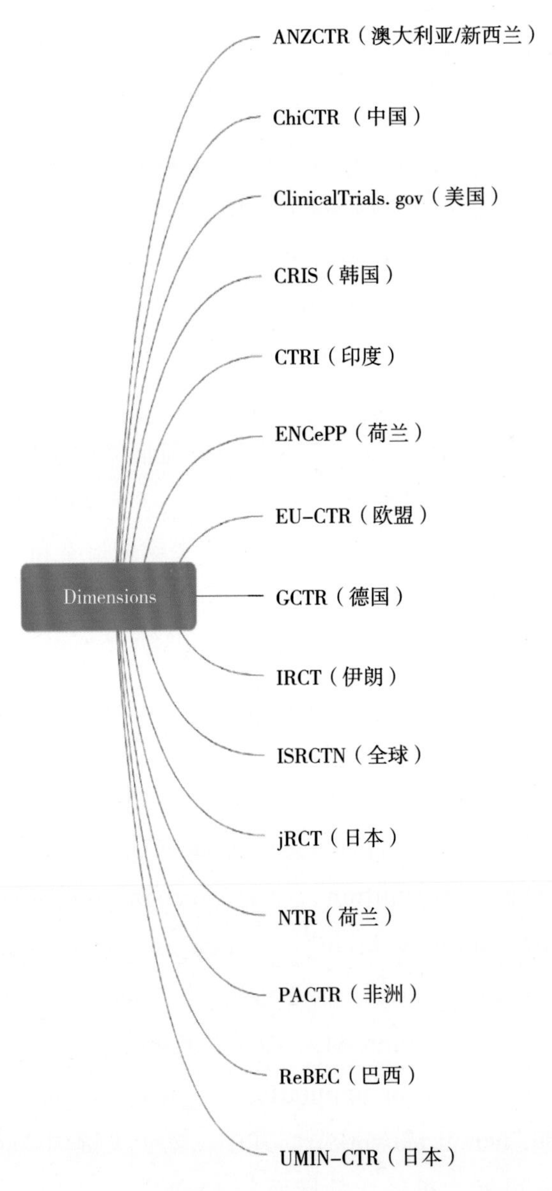

图 4-1　Dimensions 涵盖的临床试验登记平台及相应国家地区汇总

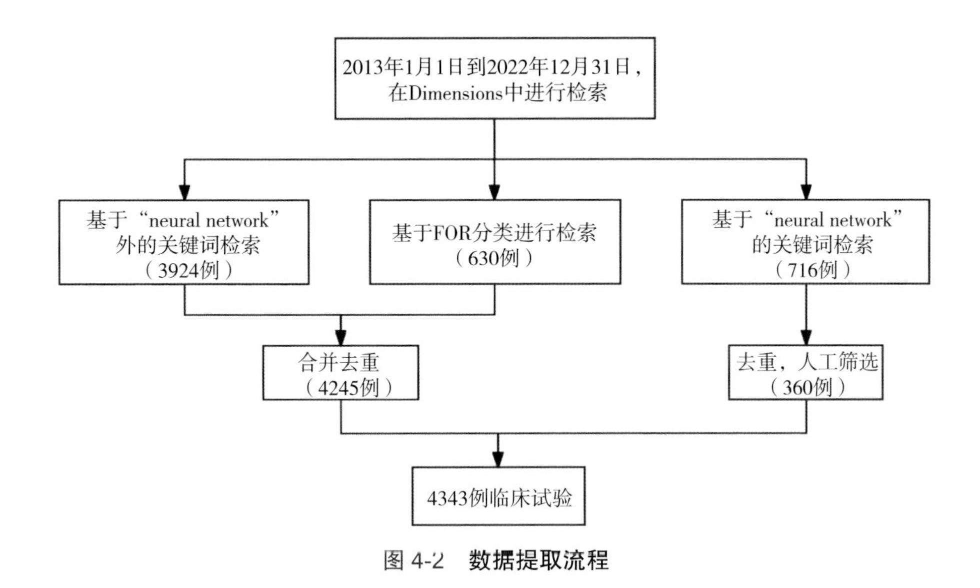

图 4-2　数据提取流程

（二）分析指标

从最终筛选的 AI 临床试验登记数据中提取信息，主要包括：①基本信息，如研究登记平台、题目、研究机构、申报日期、所在国家等；②临床试验设计信息，如目的、研究类型、干预措施、研究人群、试验分期、样本量等；③临床试验的完成状态、结果信息等；④临床试验的科学影响力信息等。

数据处理与统计分析使用 Python 3.9。统计学方法包括描述性统计，使用数值（百分比）描述计数型数据。结果描述包括临床试验的数量、科学影响力、研究机构、试验分期、研究类型分布、干预措施、研究人群、样本量、完成状态的分布特征、时间变化趋势与国家分布比较。同时，研究探讨了 AI 临床试验的数量与不同国家医疗服务可及性的相关性。医疗服务可及性采用的评价指标为医疗可及性和质量（healthcare access and quality，HAQ）指数。研究进一步对已有试验结果的临床试验得到的证据进行统计，并对其证据质量进行评价。

二、分析结果

（一）临床试验数量

自 2013 年至 2022 年，Dimensions 数据库共纳入来自全球 15 个临床试验登记平台的 4343 例 AI 相关临床试验。10 年间全球发起 AI 临床试验总数最多的 5 个国家为中国、美国、日本、英国和德国，每年发起的 AI 临床试验数量的变化趋势见图 4-3，而所有 AI 临床试验来源登记平台分布的变化趋势见图 4-4。

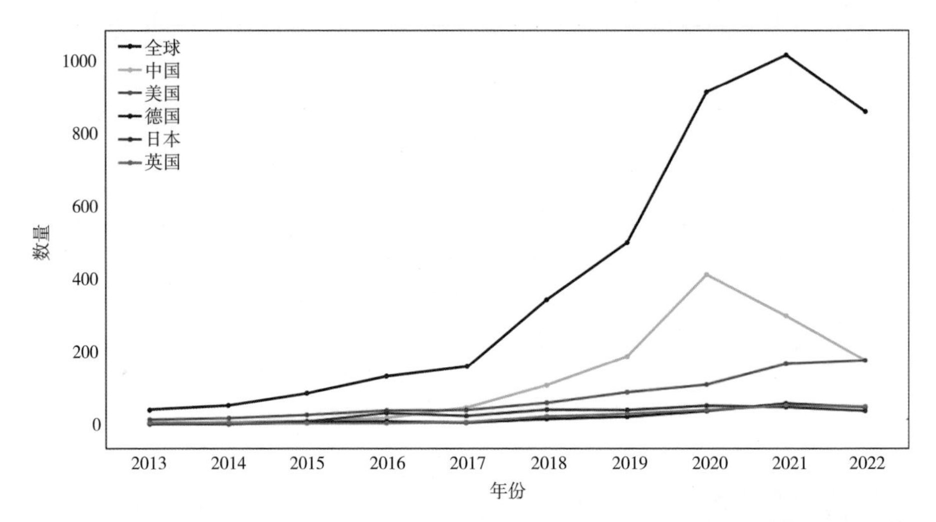

图 4-3　2013—2022 年全球及数量占比前 5 位国家发起的 AI 临床试验新增数量变化趋势

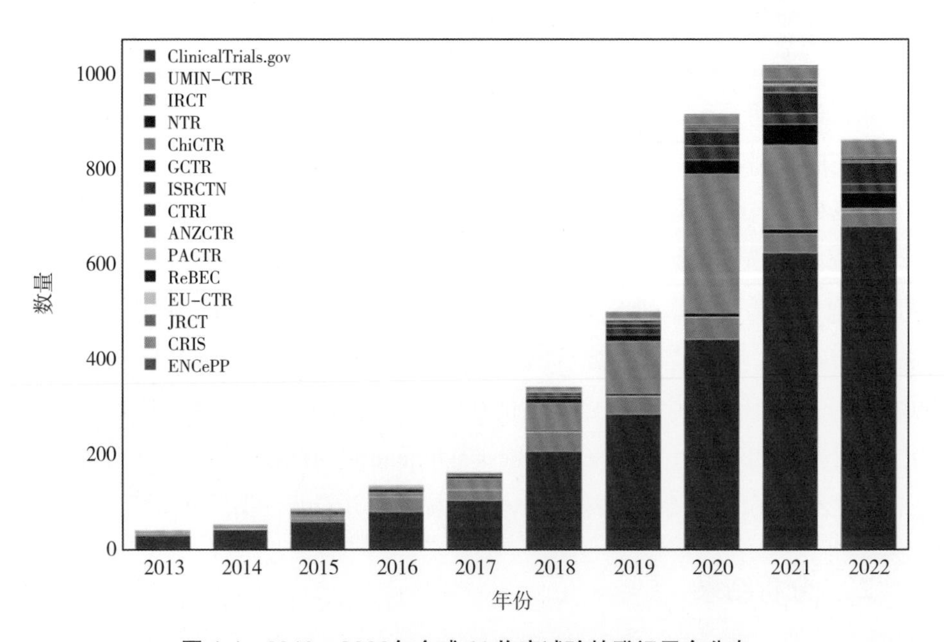

图 4-4　2013—2022年全球 AI 临床试验的登记平台分布

自 2017 年起，全球 AI 临床试验的新增数量呈快速递增趋势，其中主要发起国为中国和美国，主要来源登记平台为中国的 ChiCTR 平台和美国的 ClinicalTrials.gov 平台；从 2020 年起增长有放缓趋势。中国 AI 临床试验的新增数量在 2017 年超越美国，成为全球开展 AI 临床试验新增数量最多的国家。2022 年，中国 AI 临床试验的数量达到 176 例，在全球新增 AI 临床试验中占比 20.5%。

2013—2022 年不同收入水平国家的 AI 临床试验数量分布见图 4-5，其分布的时间变化趋势见图 4-6。全球 AI 临床试验主要集中在高收入国家（61.86%），中低及低收入国家的 AI 临床试验数量占比仅达 5.03%。自 2017 年起，以中国为主的中、高收入国家 AI 临床试验数量逐步提升，至 2020 年，中、高收入国家的 AI 临床试验数量占比达到将近 50%。不同国家 AI 临床试验数量与 HAQ 指数的分布存在一定的弱相关性（图 4-7）。医疗服务可及性越高的国家，其 AI 临床试验的数量越多，但中国作为发展中国家，其相关临床研究的数量和 HAQ 指数都处于较高水平。

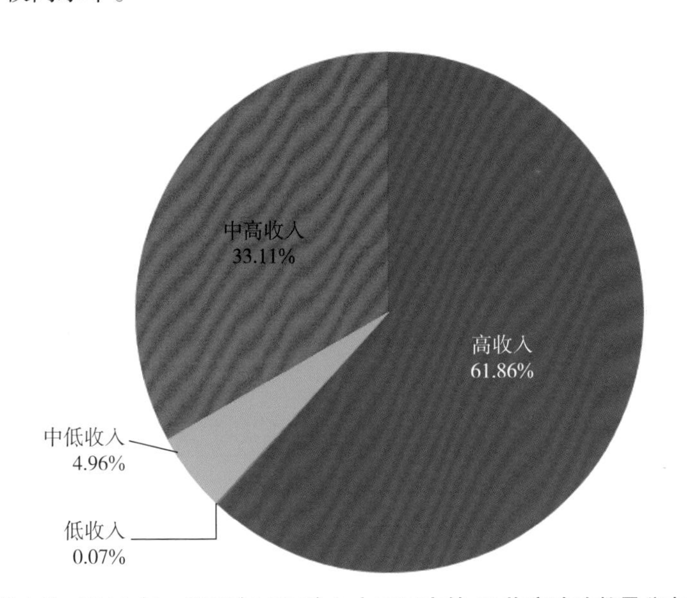

图 4-5　2013 年—2022年不同收入水平国家的 AI 临床试验数量分布

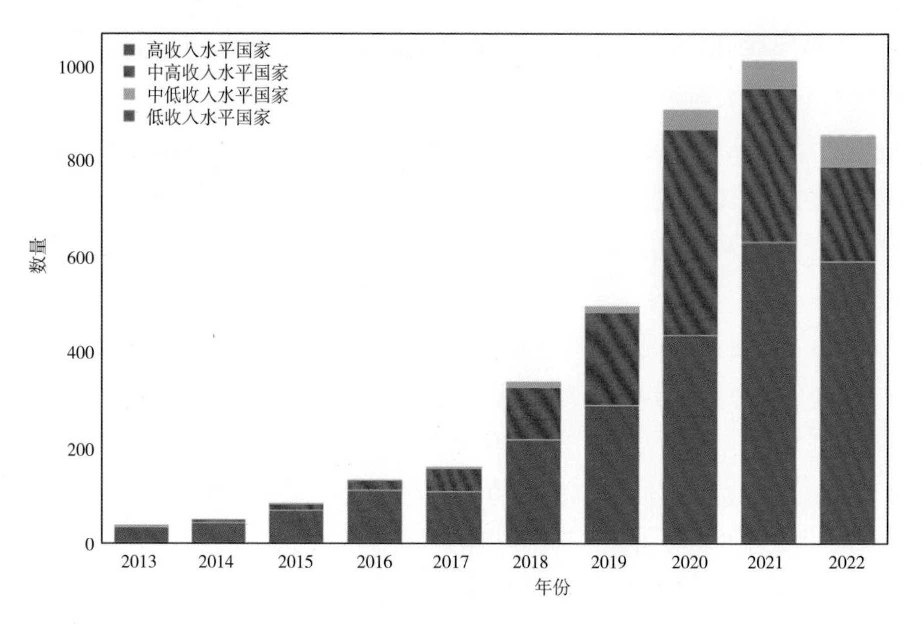

图 4-6 2013—2022 年不同收入水平国家的 AI 临床试验数量变化趋势

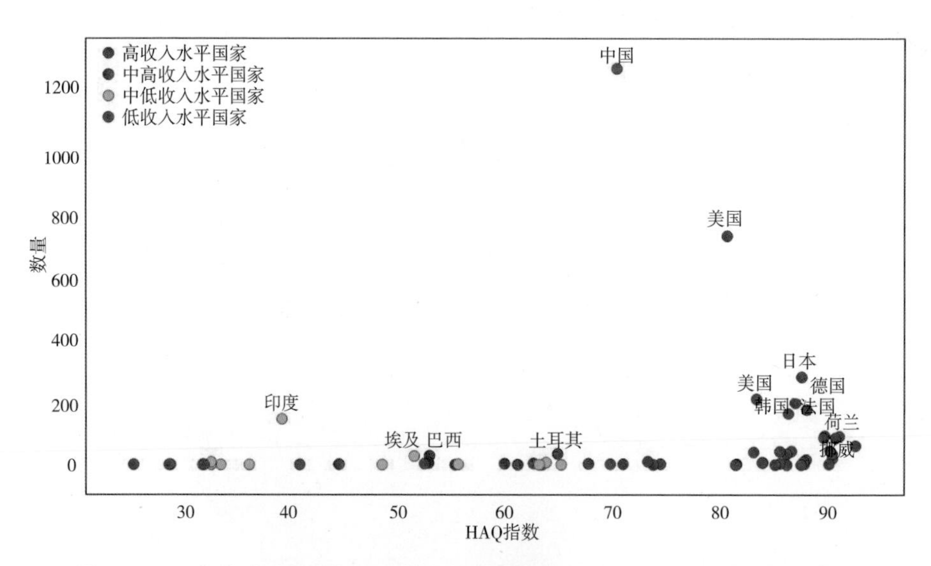

图 4-7 AI 临床试验数量与医疗可及性和质量指数（2019 年）的相关分布图

（二）研究机构分布

2013—2022 年全球及中国发起 AI 临床试验的研究机构数量的时间变化趋势见图 4-8 和图 4-9。自 2017 年后，全球及中国从事过 AI 临床试验的研究机构数量均呈快速递增趋势。截至 2022 年，全球从事过 AI 临床试验的研究机构为 3317 所，其中中国的研究机构为 463 所（14.0%）。

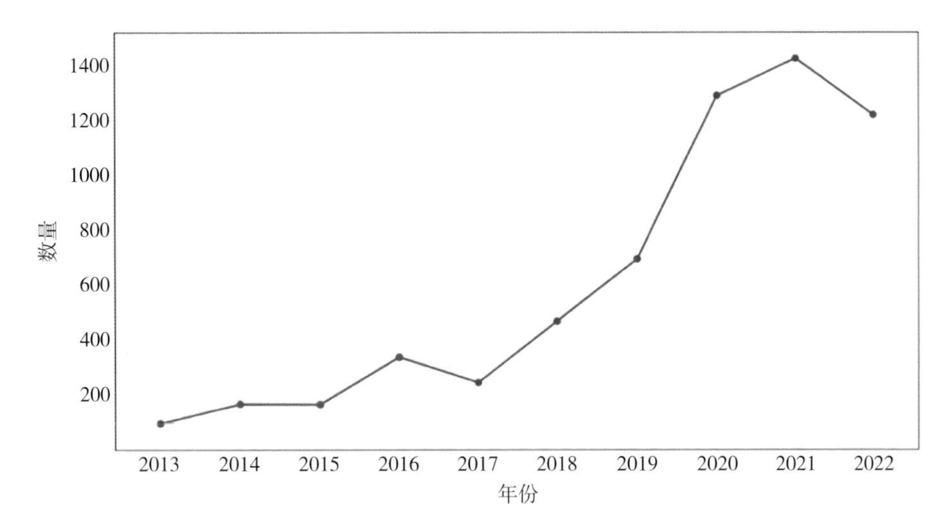

图 4-8　2013—2022 年全球 AI 临床试验的研究机构数量的时间变化趋势

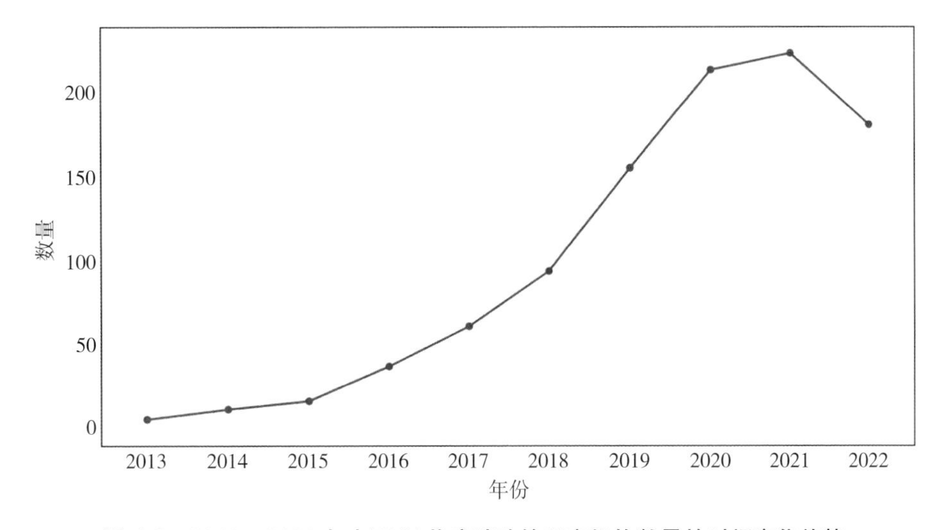

图 4-9　2013—2022 年中国 AI 临床试验的研究机构数量的时间变化趋势

（三）临床试验分期

全球 AI 临床试验分期的分布趋势见图 4-10。在全球范围内，84.2% 的临床试验的分期被研究者划分为“not applicable”或缺失，不能归入类似药物临床试验的 5 个分期或其他无分期试验的类别中。2013—2022 年，共 687 项临床试验有明确分期，307 项（44.7%）处于临床早期阶段（0 ～ 1 期），处于临床 3 期和 4 期的只有 69 项（10.0%）。

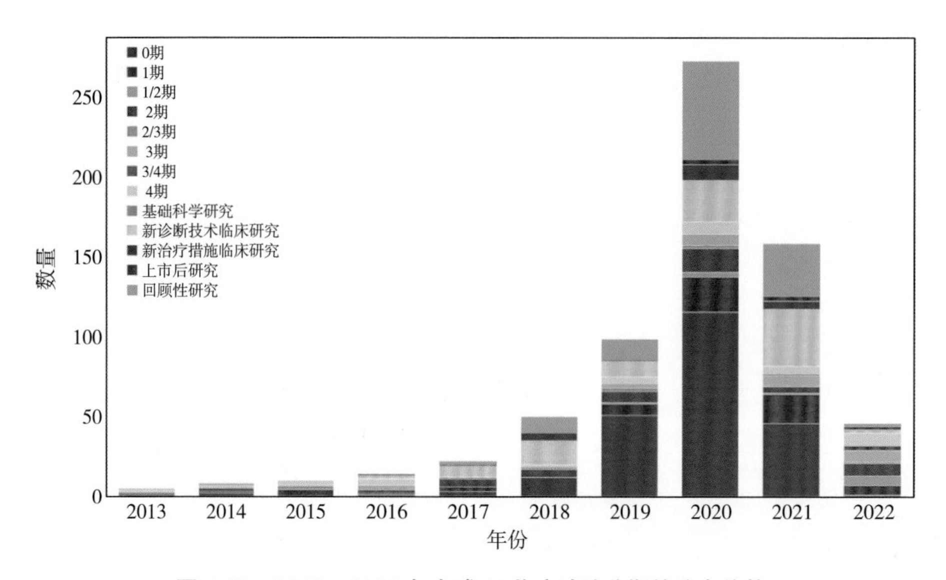

图 4-10　2013—2022 年全球 AI 临床试验分期的分布趋势

（四）研究类型分布

全球 AI 临床试验研究类型趋势见图 4-11。2013—2022 年，共 4294 项临床试验有明确研究类型分类，2152 项（50.1%）为观察性研究（observational study），1603 项（37.3%）为干预研究（interventional study），325 项（7.6%）为诊断试验（diagnostic test），其余研究类型占比较少。2017 年之后诊断试验与观察性研究的数量逐渐增多，占比逐渐扩大。

我国 AI 临床试验研究类型趋势见图 4-12。2013—2022 年，共 1263 项临床试验有明确研究类型分类，595 项（47.1%）为观察性研究，298 项（23.6%）为诊断试验，281 项（22.2%）为干预研究，其余研究类型占比较少，均不足 2.0%。

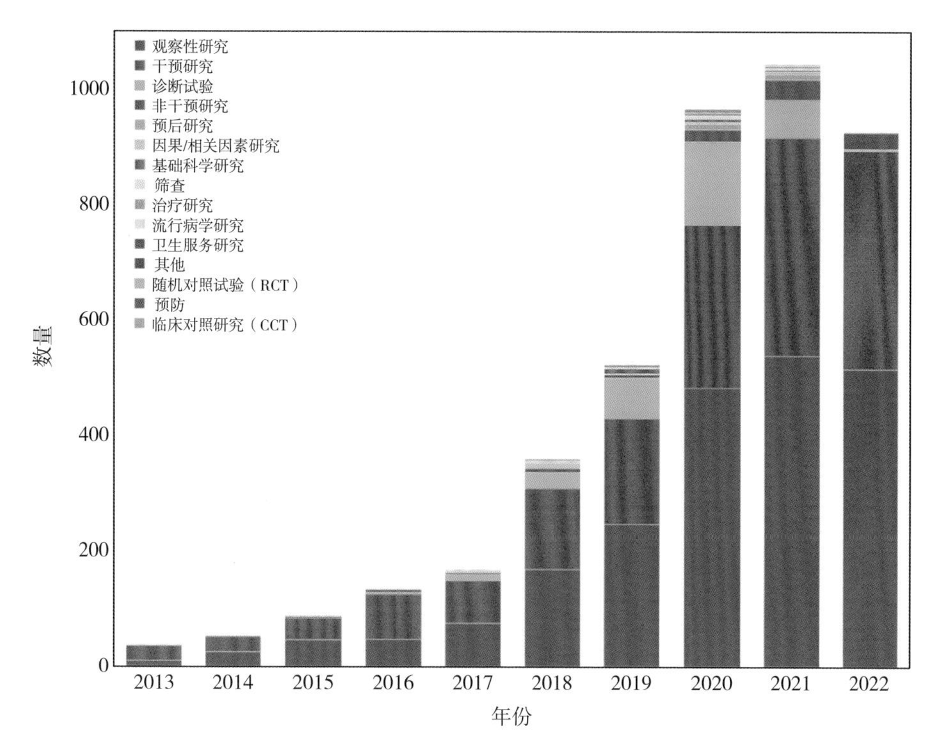

图 4-11　2013—2022 年全球 AI 临床试验研究类型趋势

（五）目标人群（疾病谱）

全球 AI 临床试验疾病谱如图 4-13 和图 4-14 所示。根据 AI 临床试验的疾病谱，全球范围内 AI 临床试验主要关注的疾病包括乳腺癌、脑卒中和肺癌，2019 年暴发的新型冠状病毒感染也受到较多关注。中国的 AI 临床试验疾病谱词云图主要关键词同全球主要关键词基本一致。

（六）样本量分布

2013—2022 年，全球 AI 临床试验样本量分布情况如图 4-15 所示，主要集中在 2160 人以下。2014 年首次出现样本量超过 30 万人的研究，样本量随时间推移逐渐扩大，在 2018 年、2020 年和 2022 年甚至出现样本量超过 450 万人的特大临床试验。2013—2022 年，中国临床试验样本量分布情况如图 4-16 所示，主要集中在 3300 人以下。2014 年首次出现样本量超过 30 万人的研究，样本量逐渐扩大，在 2017 年和 2018 年甚至出现样本量超过 50 万人的临床试验。

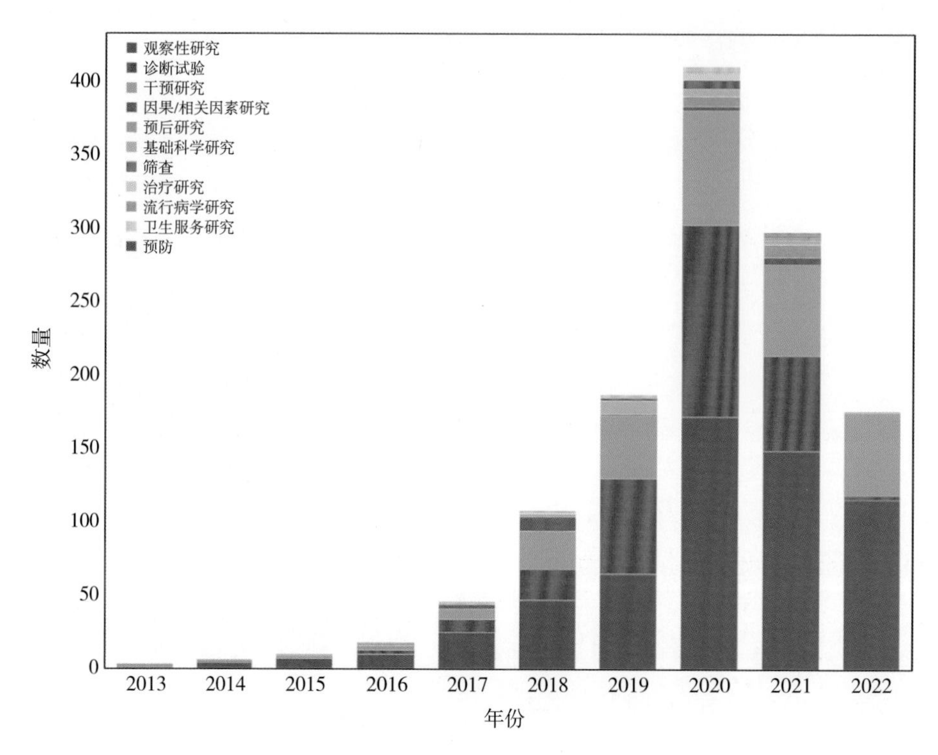

图 4-12　2013—2022 年中国 AI 临床试验研究类型趋势

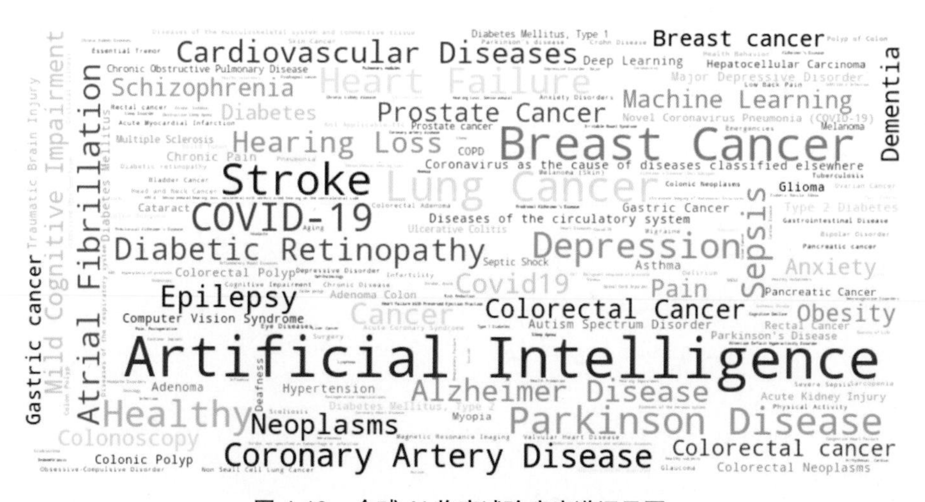

图 4-13　全球 AI 临床试验疾病谱词云图

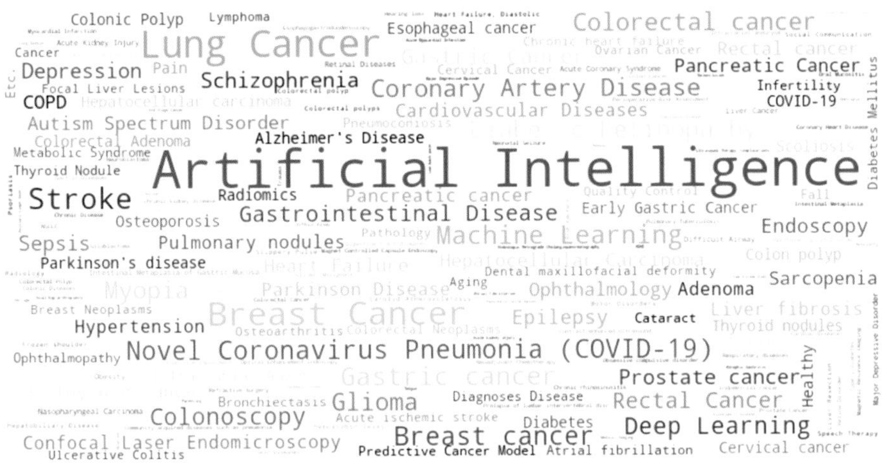

图 4-14　中国 AI 临床试验疾病谱词云图

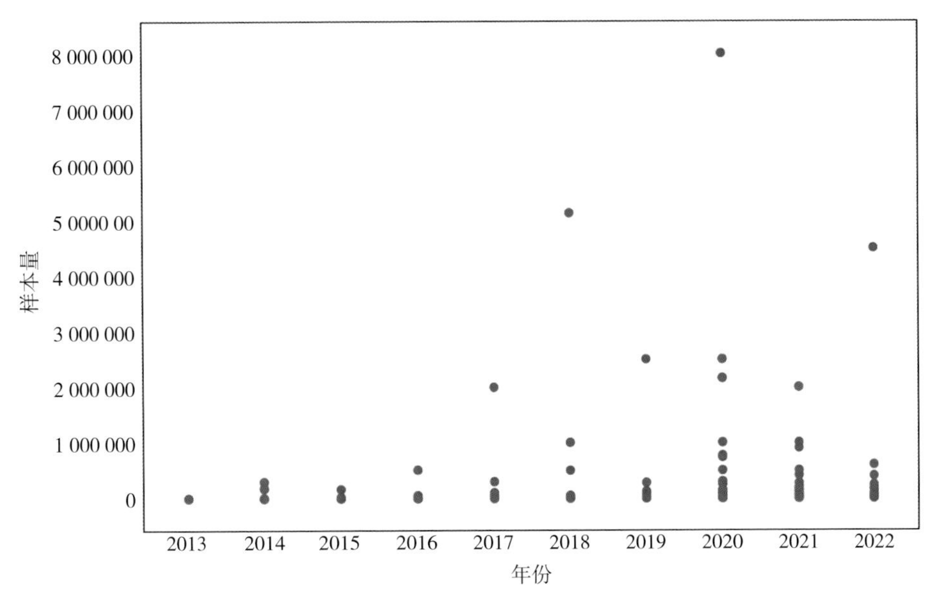

图 4-15　2013—2022 年全球 AI 临床试验样本量分布情况

（七）完成状态分布

全球 AI 临床试验的完成状态如图 4-17 所示，在全球 AI 临床试验中，3243 项研究有明确的研究状态，处于完成状态的临床试验共 1091 项（33.6%），处于招募状态的研究有 939 项（29.0%），处于未知状态的研究有 489 项（15.1%），处于活跃但未招募状态的研究有 172 项（5.30%），处于尚未招募状态的研究有

119 项（3.67%），其他状态中包括通过注册的、终止、不活跃、预初始化、不再招募、公开招募、暂停、已经发表主要结果、进行中、提前停止和不再进行的研究，共占比 13.4%。

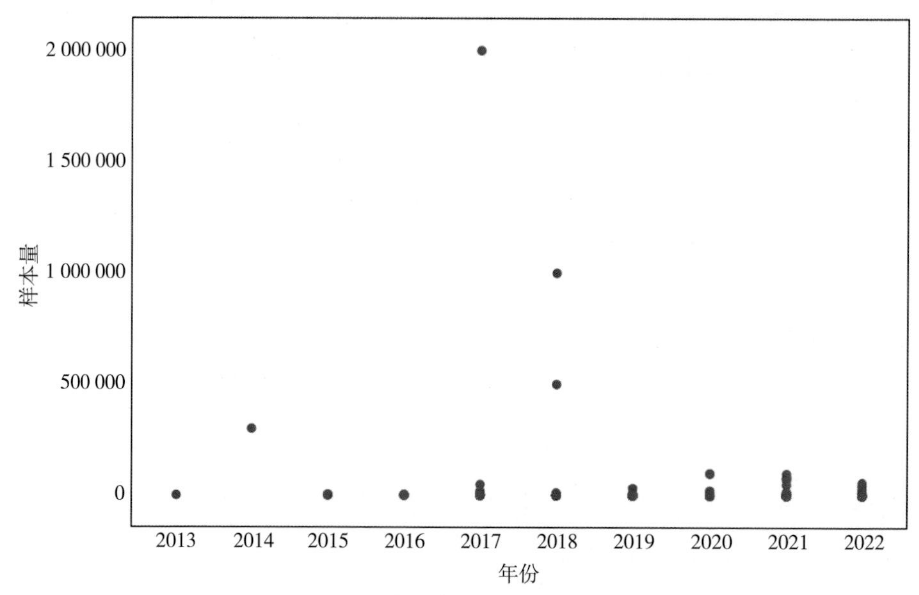

图 4-16　2013—2022 年中国 AI 临床试验样本量分布情况

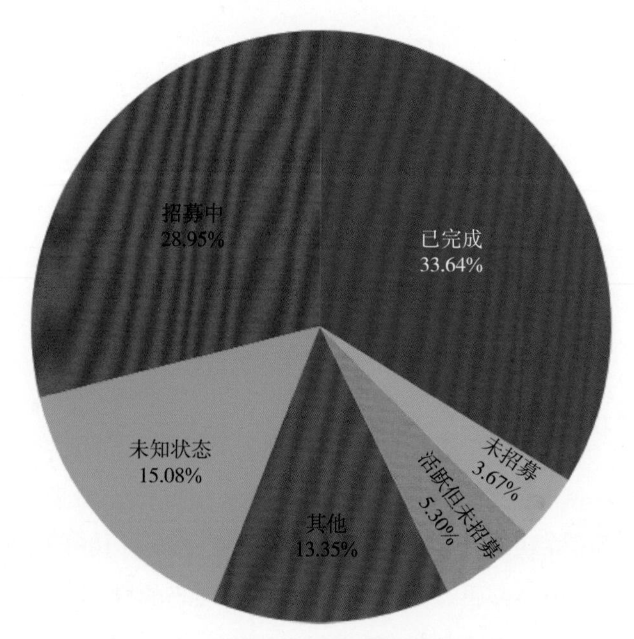

图 4-17　全球 AI 临床试验完成状态分布

第 5 章
人工智能医疗器械研究

一、数据与指标

（一）数据来源

人工智能医疗器械由各个国家审核获批才能上市部署。美国拥有全球最大的医疗器械市场，全球市场价值占比 40%，其针对人工智能医疗器械的监管审批经验对我国具有借鉴意义，因此本报告主要分析美国食品药品监督管理局（Food and Drug Administration，FDA）和中国国家药品监督管理局（National Medical Products Administration，NMPA）审核批准的人工智能医疗器械。数据来源为 FDA 和 NMPA 医疗器械数据库。FDA 将人工智能医疗器械筛选整合成独立数据库［Artificial Intelligence and Machine Learning （AI/ML）-Enabled Medical Devices］，从该数据库中获取 2022 年 12 月 31 日前批准的人工智能医疗器械，共获得 584 个美国审批的人工智能医疗器械。制定检索词从 NMPA 中检索中国审批的人工智能医疗器械，检索词如下："人工智能""机器学习""深度学习""AI""辅助分诊""辅助评估""辅助检测""辅助诊断""辅助治疗""辅助诊疗""辅助决策""辅助筛查""自动识别""自动勾画""靶区勾画"。检出记录根据《人工智能医疗器械注册审查指导原则》对人工智能医疗器械的定义进一步筛选，经筛选纳排后于 2022 年 12 月 31 日前获得审批的中国人工智能医疗器械 66 个。

（二）分析指标

1. 人工智能医疗器械监管审批原则　通过分析中国和美国针对人工智能医疗器械审批监管发布的政策与指导原则，探究人工智能医疗器械监管制度的完善程度。

2. 人工智能医疗器械获批数量　人工智能医疗器械获批数量及趋势能揭示某一时间段内人工智能医疗器械的发展情况。

3. 人工智能医疗器械监管类型　对人工智能医疗器械监管类型的分析能够了解人工智能医疗器械在健康医疗服务实施中的风险等级。

4. 人工智能医疗器械应用领域　对人工智能医疗器械可应用的科室或对应的疾病与身体部位进行统计分析，探究人工智能医疗器械的应用领域。

二、分析结果

（一）人工智能医疗器械监管政策或指导原则

随着健康医疗人工智能技术的快速发展，基于人工智能技术的医用软件在健康医疗领域逐渐得到推广和应用，医疗器械行业逐步成为人工智能技术广泛应用的领域。人工智能医疗器械高速发展，相关产品即将进入大规模产品化和市场化阶段，为保证人工智能医疗器械的安全性和有效性，国家药品监督管理局医疗器械技术审评中心于 2019 年发布全球首个相关产品的技术审评要点——《深度学习辅助决策医疗器械软件审评要点》，全方位解读深度学习辅助决策医疗器械研发生产关注的问题，推动和促进我国人工智能医疗器械领域的健康发展。随后医疗器械技术审评中心针对不同类型的人工智能医疗器械陆续制定发布了相应的审查注册指导原则，为人工智能医疗器械的规范化提供指导。相关政策文件见表 5-1。

表 5-1　中国国家药品监督管理局发布的人工智能医疗器械或软件相关政策文件

序号	政策或指导原则	发布时间
1	《深度学习辅助决策医疗器械软件审评要点》（2019 年第 7 号）	2019.07
2	《肺炎 CT 影像辅助分诊与评估软件审评要点（试行）》（2020 年第 8 号）	2020.03
3	《人工智能医用软件产品分类界定指导原则》（2021 年第 47 号）	2021.07
4	《人工智能医疗器械注册审查指导原则》（2022 年第 8 号）	2022.03
5	《肺结节 CT 图像辅助检测软件注册审查指导原则》（2022 年第 21 号）	2022.05
6	《糖尿病视网膜病变眼底图像辅助诊断软件注册审查指导原则》（2022 年第 23 号）	2022.06

续表

序号	政策或指导原则	发布时间
7	《影像超声人工智能软件（流程优化类功能）技术审评要点》（2023 年第 23 号）	2023.07
8	《病理图像人工智能分析软件性能评价审评要点》（2023 年第 23 号）	2023.07
9	《病理图像人工智能分析软件临床评价审评要点》（2023 年第 23 号）	2023.07
10	《血液病流式细胞学人工智能分析软件性能评价审评要点》（2023 年第 23 号）	2023.07
11	《磁共振成像系统人工智能软件功能审评要点（2023 年第 36 号）》	2023.09
12	《人工智能辅助检测医疗器械（软件）临床评价注册审查指导原则》（2023 年第 38 号）	2023.11

美国食品药品监督管理局于 1995 年批准第一款人工智能医疗器械，但在 2019 年 FDA 才发布“Proposed Regulatory Framework for Modifications to Artificial Intelligence/Machine Learning（AI/ML）-Based Software as a Medical Device（SaMD）”，规定 FDA 对人工智能或机器学习驱动的医疗器械的变更进行审查的方法。随后 FDA 针对如何监管人工智能或机器学习医疗器械制订了行动计划，规范了人工智能医疗器械上市前的审查途径以及可能的风险等级。2021 年 9 月美国食品药品监督管理局、加拿大卫生部与英国药品和保健品监管局共同发布了“Good Machine Learning Practice for Medical Device Development: Guiding Principles”和“Predetermined Change Control Plans for Machine Learning-Enabled Medical Devices: Guiding Principles”，确定了 10 项指导原则，为人工智能与机器学习在医疗器械中的良好发展提供借鉴信息。相关指导原则见表 5-2。

表 5-2　美国食品药品监督管理局发布的人工智能医疗器械相关指导原则

序号	指导原则	发布时间
1	Proposed Regulatory Framework for Modifications to Artificial Intelligence/Machine Learning（AI/ML）-Based Software as a Medical Device（SaMD） 《基于 AI/ML 的 SaMD 进行修改的拟议监管框架》	2019.04
2	Artificial Intelligence and Machine Learning（AI/ML）Software as a Medical Device Action Plan 《人工智能和机器学习（AI/ML）软件作为医疗设备行动计划》	2021.09
3	Good Machine Learning Practice for Medical Device Development：Guiding Principles 《医疗器械开发中的良好机器学习实践：指导原则》	2021.10

续表

序号	指导原则	发布时间
4	Predetermined Change Control Plans for Machine Learning-Enabled Medical Devices：Guiding Principles 《机器学习医疗设备预定的变更控制计划：指导原则》	2021.10

（二）人工智能医疗器械获批趋势

2020 年 1 月，科亚医疗科技股份有限公司的冠脉血流储备分数计算软件获批上市，标志着我国人工智能医疗器械产业开启商用篇章。近 3 年我国人工智能医疗器械经审批取得注册证的趋势变化如图 5-1 所示，获批数量稳定增长，截至 2022 年 12 月底，我国共有 66 个人工智能医疗器械获得注册审批。

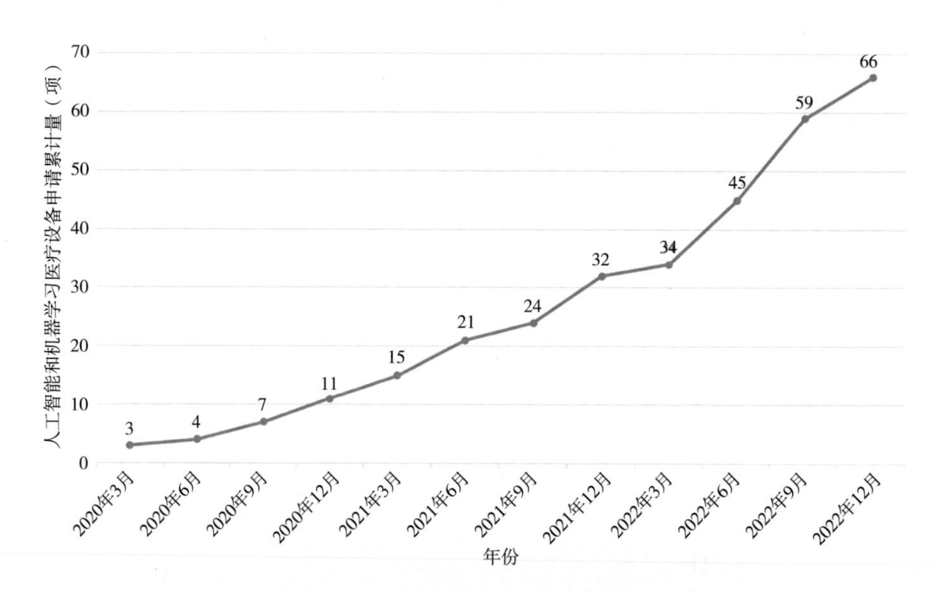

图 5-1　中国人工智能医疗器械获批数量随时间变化趋势

1992 年美国 Neuromedical Systems 公司发明了 PAPNET 计算机自动化扫描系统，能模仿人工智能对医学影像进行分析，用于识别分析宫颈细胞涂片并对细胞进行分类，诊断宫颈癌前病变。该系统于 1995 年经过 FDA 注册审批，是第一个经注册批准的人工智能医疗器械。美国 FDA 审核注册的人工智能医疗器械数量及变化趋势如图 5-2 所示，1995—2015 年增速较缓，自 2016 年开始，人工智能医疗器械获批数量呈指数型增长，至 2022 年底美国共计批准了 584 个人工智能医疗器械。与之相比，我国人工智能医疗器械发展较晚，2020 年才有第一个注册获批的人工智能医疗器械。

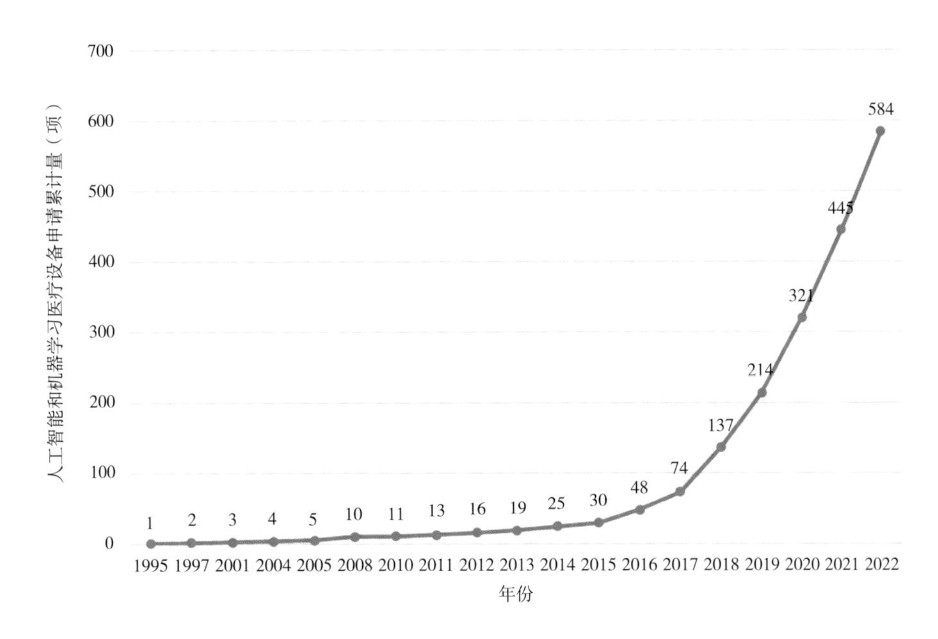

图 5-2　美国人工智能医疗器械获批数量随时间变化趋势

（三）人工智能医疗器械监管类型

根据《医疗器械监督管理条令》，医疗器械的注册与备案、生产、经营与使用、召回、监督可分为三类管理。第一类是风险程度较低，实行常规管理可以保证其安全、有效的医疗器械（如外科用手术刀），需向地市级药品监督管理局提交备案资料。第二类是具有中度风险，需要严格控制管理以保证其安全、有效的医疗器械（如心电图机），需向省级药品监督管理局提交注册申请。第三类是具有较高风险，需要采取特别措施严格控制管理以保证其安全、有效的医疗器械（如置入式心脏起搏器），需向国家药品监督管理局提交注册申请。目前我国人工智能医疗器械主要按第二类和第三类进行监管。根据《人工智能医用软件产品分类界定指导原则》，人工智能医疗器械的管理类别应结合产品的预期用途、算法成熟度等因素综合判定。对于算法在医疗应用中成熟度低（指未上市或安全有效性尚未得到充分证实）的人工智能医用软件，若用于辅助决策，如提供病灶特征识别、病变性质判定、用药指导、治疗计划制订等临床诊疗建议，按照第三类医疗器械管理；若用于非辅助决策，如进行数据处理和测量等提供临床参考信息，按照第二类医疗器械管理。

根据 NMPA 给出的监管类别数据，对纳入分析的 66 个人工智能医疗器械的监管类别进行统计，结果如图 5-3 所示，当前我国人工智能医疗器械主要执行第三类监管（52 个，78.8%），说明我国当前用于辅助决策的人工智能医疗器械的成熟度相对较低，缺乏充分的安全有效性验证。

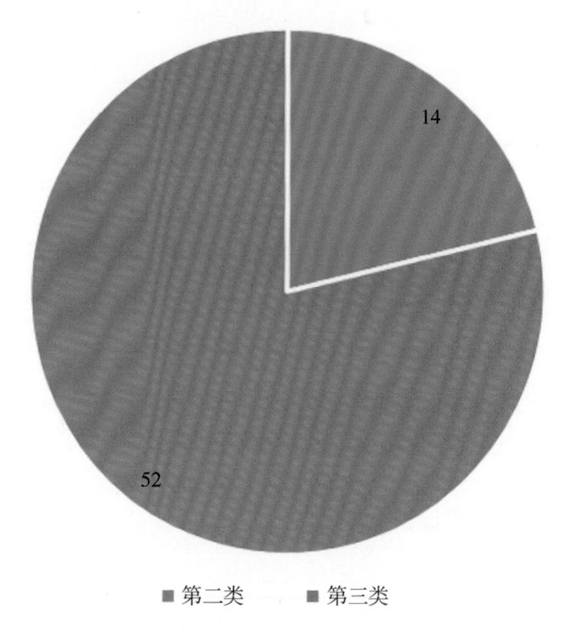

图 5-3　中国人工智能医疗器械监管类型分布（单位：个）

美国 FDA 主要根据审批途径分类对人工智能医疗器械进行监管，目前美国的人工智能医疗器械可通过 3 个途径［分别是 510（k）、De Novo 和 PMA］获得 FDA 审核批准，上述途径与设备的总体风险相关。510（k）审批途径是医疗器械在美国上市前向 FDA 提交材料，证明该设备在市场上销售是安全和有效的，将设备与一个或多个合法销售的设备进行比较，提出支持其实质等效的声明，用以证明所销售的设备与合法销售的设备一样安全有效，即与合法销售的设备基本相同，大部分中、低风险设备通过用 510（k）注册审批。De Novo 审批途径主要适用于中、低风险的新型或创新的医疗器械，这些医疗器械可能无法简单地归类为已分类的医疗器械类别，无法完成 510（k）规定的实质性等同的声明，需要开发商提交详细的文件，证明其设备安全可靠，并且具有预期的效果。对于高风险医疗器械或无相同实质分类的中等风险医疗器械，需要经过 PMA 途径注册审批，PMA 是较为严格的审批途径，需要提交证明新的医疗设备的安全有效性，通常要求递交人类参与者进行的临床试验及实验室测试数据。

根据 FDA 给出的审批途径数据，对纳入分析的 584 个人工智能医疗器械的监管类别进行统计，结果如图 5-4 所示，美国人工智能医疗器械主要执行 510（k）审批途径（562 个，96.2%），说明人工智能医疗器械在美国大多执行中、低风险等级管理，且在申请批准时市场中已有同类型医疗设备。在人工智能医疗器械的风险等级认定中，中、美两国存在较大差异，我国以高风险认定为主，美国则以中、低风险认定为主。

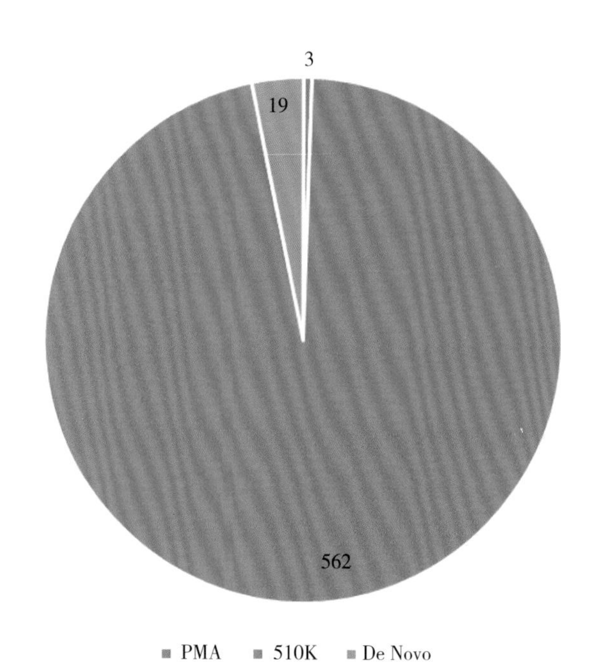

图 5-4　美国人工智能医疗器械审批途径分布（单位：个）

（四）人工智能医疗器械应用领域

根据 NMPA 提供的医疗器械的预期用途对针对的身体部位进行判读，分析结果如图 5-5 所示。我国已经获批的 66 个人工智能医疗器械覆盖肺、骨骼、头颈、心血管、体液、眼、消化道和乳腺等多个身体部位或结构组成。其中针对肺部和心血管的人工智能医疗器械数量最多（分别为 17 个），说明上述领域中人工智能技术发展较为成熟，也具有较高的人工智能赋能需求。

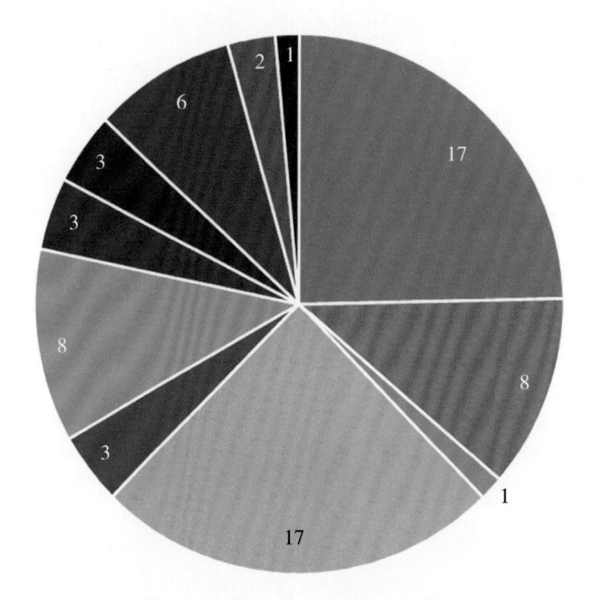

图 5-5　中国人工智能医疗器械覆盖身体部位分布（单位：个）

根据 NMPA 提供的医疗器械的预期用途对可能应用领域进行判读，分析结果如图 5-6 所示。我国已经获批的 66 个人工智能医疗器械可能应用的科室覆盖放射科 / 影像科、介入科、妇科、心血管科、眼科、检验科、消化科和超声科等，其中可应用于放射科 / 影像科的人工智能医疗器械最多（38 个，57.6%），说明当前人工智能医疗器械主要针对医疗影像数据，在利用医学影像数据进行辅助决策领域发展较为成熟。

我国不同类型人工智能医疗器械的示例器械见表 5-3，可以见得人工智能技术在医学影像中应用最多，基于人工智能技术处理医学影像，进而辅助各个科室针对不同疾病不同身体部位进行辅助诊疗是人工智能在健康医疗实施中的主要应用。

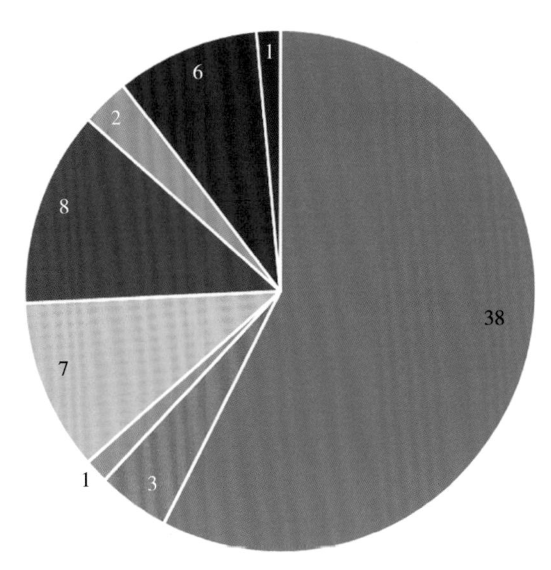

图 5-6　美国人工智能医疗器械可应用科室分布（单位：个）

表 5-3　中国不同类型人工智能医疗器械示例

注册号	器械名称	所属科室	针对部位
国械注准 20223210570	肺结节 CT 图像辅助检测软件	放射科 / 影像科	肺部
国械注准 20223210482	头颈 CT 血管造影图像辅助评估软件	介入科	头颈血管
国械注准 20223211099	心血管 CT 图像辅助评估软件	放射科 / 影像科	心血管
国械注准 20213210607	肺炎 CT 影像辅助分诊与评估软件	放射科 / 影像科	肺部
湘械注准 20222211824	妇科微生态辅助分析软件	妇科	体液
国械注准 20223211142	动态心电分析软件	心血管科	心血管
国械注准 20203210687	糖尿病视网膜病变眼底图像辅助诊断软件	眼科	眼睛
国械注准 20223210775	颅内出血 CT 图像辅助分诊软件	放射科 / 影像科	颅内

续表

注册号	器械名称	所属科室	针对部位
国械注准 20223210981	肠息肉电子结肠内镜图像辅助检测软件	消化科	消化道
国械注准 20223211031	放射治疗轮廓勾画软件	放射科 / 影像科	综合
苏械注准 20222211006	乳腺超声图像分析软件	超声科	乳腺

根据 FDA 提供的医疗器械的应用领域数据，分析结果如图 5-7 所示。美国已经获批的 584 个人工智能医疗器械可能应用的科室覆盖放射科 / 影像科、耳鼻喉科、化学检验科、普外科与整形外科、综合医院、口腔科、眼科、神经科、血液科、微生物检验科、妇产科、免疫检验科、心血管科、消化科 / 泌尿科、病

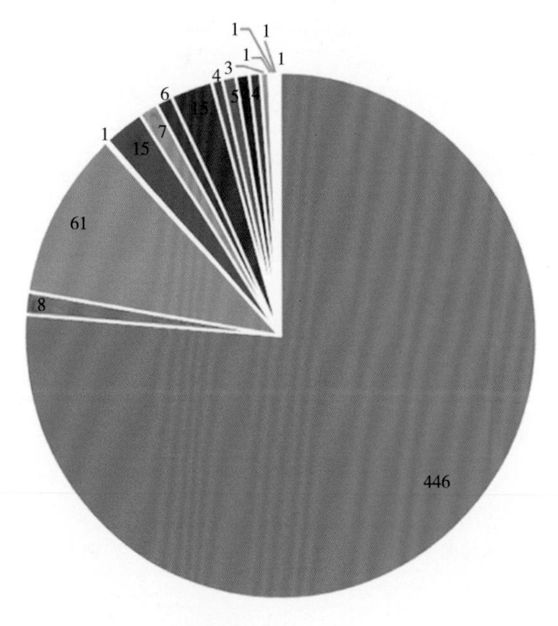

图 5-7　美国人工智能医疗器械可应用科室分布（单位：个）

理科、麻醉科和骨科，其中可应用于放射科/影像科的人工智能医疗器械最多（446个，76.4%），说明美国人工智能医疗器械主要针对医疗影像数据，在利用医学影像数据进行辅助决策领域发展较为成熟。与美国相比，我国人工智能医疗器械可应用的场景相对较少，未来随着人工智能医疗器械的发展，可探究人工智能更多赋能领域。

美国不同类型人工智能医疗器械的示例器械见表 5-4，美国人工智能技术可用于处理更多模态的医学数据，我国与之相比在利用人工智能进行细胞识别、冠状动脉模拟、体液分析、菌落成像和解释等方面探究不足，相应的技术和设备较少。

表 5-4 美国不同类型人工智能医疗器械示例

注册号	器械名	应用科室	主要用途
P940029	PAPNET Testing System	病理科	宫颈细胞涂片自动识别
K214036	AVIEW	放射科/影像科	肺结节 CT 图像识别；肺癌 CT 辅助筛查；冠状动脉钙化评分
K221183	AEYE-DS	眼科	糖尿病视网膜病变辅助诊断
K213857	HeartFlow Analysis	心血管科	冠状动脉生理模拟
K221892	VISIONAIR	耳鼻喉科	与第三方内镜系统一起用于测量呼吸道
K213686	SKOUT Software	消化科/泌尿科	结肠镜检查期间提供结直肠息肉位置信息
K210069	Minuteful - kidney test	化学检验科	尿液分析测试系统，用于半定量测量尿液中的白蛋白和肌酐，以及白蛋白-肌酐比值（ACR）
K213882	EarliPoint System	神经科	帮助临床医师诊断和评估 16～30 个月孤独症谱系障碍（ASD）患者
K220013	X100HT with Slide Loader with Full Field Peripheral Blood Smear （PBS） Application	血液科	定位和显示从固定和染色的外周血涂片中获得的白细胞、红细胞和血小板的图像
K203578	OTIS 2.1 Optical Coherence Tomography System，THiA Optical Coherence Tomography System	普外科与整形外科	通过使用图像审查操作软件提供二维、横截面、实时深度可视化，用于识别和注释医学影像中特定区域

续表

注册号	器械名	应用科室	主要用途
K183648	APAS Independence with Urine Analysis Module	微生物检验科	用于固体培养基平板上微生物菌落的自动化成像和解释
K183089	Air Next	麻醉科	进行基本的肺功能和肺活量测试
K190013	WellDoc BlueStar	综合医院	提供血糖数据以及帮助糖尿病患者自我管理信息进行安全捕获、存储和传输
K182798	KIDScore D3	妇产科	预测胚胎发育到囊胚的可能性
K043341	BioPlex 2200 ANA Screen with Medical Decision Support Software for Use with BioPlex 2200 Multi-Analyte Detection System	免疫检验科	旨在对特异性抗核抗体进行定性筛选

第 6 章

本研究的主要研究结论

本报告由北京大学健康医疗大数据国家研究院牵头，联合北京大学第三医院、北京大学公共卫生学院和康复大学等单位，结合 PubMed、Dimensions、Scopus 等数据库的优势发布的第 4 份健康医疗人工智能指数报告。同 2022 年报告相比，本报告内容仍围绕科学研究概览、科学技术研究、人类 - 机器协同方面开展，但在数据采集、分析、评估等方面均做了新的尝试。除此之外，增加了从人工智能医疗器械角度分析的内容，更全面、系统地从科学研究、技术转化、临床试验和医疗器械多个角度分析健康医疗人工智能领域 2013—2022 年的进展和趋势，为科学研究者及临床工作者提供参考。从前文的数据分析，得出的主要结论如下。

一、科学出版物方面

1. 中国健康医疗人工智能科学出版物逐年增加，但影响力有待提高，较为重视技术研究，结合健康医疗问题有待加强　通过数据定义及数据获取，我们得到 2013—2022 年 44 037 篇期刊论文与 3139 篇会议论文，经过数据统计分析，我们发现全球健康医疗人工智能科学出版物数量呈稳定上升的趋势，近两年略有下降。期刊论文方面主要领先国家有美国、中国、英国、德国和加拿大，会议论文方面主要领先国家有美国、中国、印度、英国和德国。美国一直处于第一位置并与其他国家拉开了一定差距。中国自 2016 年国务院办公厅印发《关于促进和规范健康医疗大数据应用发展的指导意见》（国办发〔2016〕47 号）以来发文量快速增长，与除美国外的其他国家拉开了差距，稳居全球第二的位置，近几年随着我国人工智能的快速发展，与美国的差距逐渐减少。其中，在全球范围内，哈佛大学、布莱根妇女医院、斯坦福大学等研究机构对健康医疗人工智能的期刊论文产出最多。在国内，中山大学、浙江大学和上海交通大学等研究机构对健康医疗人工智能的期刊论文产出最多，然而我国的科研机构缺席期刊论文发布前十名，表明在期刊论文领域我国缺少代表性的科研机构。我国较为重视会议方面的科研成果发表，会议论文数量逐年增加，与美国的差距较少，全球对健康医疗人工智能的会议论文产出最多的机构是我国的中国科学院。值得注意的是，在高影响力健康医疗人工智能期刊论文与会议论文中，我国仅作为参与者发表了一篇论文，表明我国在此领域下的科研质量及影响力有待提高。

通过高影响力出版物研究内容对比发现，期刊论文研究内容表明 Health AI 技术被广泛应用于癌症、肿瘤、眼部病变和肺部疾病的研究中，深度学习和神经网络是主要算法。与期刊论文相比，会议论文在研究内容方面对具体应用的疾病领域的描述较少，但对人工智能技术的介绍更为侧重。我国会议论文发表数量在全球具有优势，说明我国对人工智能技术的研究较为重视，结合具体健康医疗问题的研究还有待加强。

2. 当前健康医疗人工智能研究主要针对“环境和公共卫生”“卫生保健质量、获取和评价”及“肿瘤”问题，“机器学习（含深度学习）”是最主要的技术领域　我们对科学出版物的健康医疗研究问题进行了分类，研究发现，“环境和公共卫生”“卫生保健质量、获取和评价”“卫生服务管理”和“卫生保健设施、人力和服务”是期刊论文与会议论文主要的健康医疗研究领域。新型冠状病毒感染发生后“感染”和“呼吸道疾病”等问题的相关出版物数量增长迅速。在我国，“环境和公共卫生”“卫生保健质量、获取和评价”及“肿瘤”领域是健康医疗人工智能领域中最主要的研究方向，其中浙江大学、中山大学和上海交通大学在上述领域中产出较多。

我们也对期刊论文聚焦的技术细分领域进行分类和总结，共有 5 类：“决策规则”“知识库”“机器学习（含深度学习）”“自然语言处理”和“机器人”。其中“机器学习”在期刊论文和会议论文中均占比最高（分别为 67.53%，78.32%），会议论文中“机器学习”的占比更高，说明该领域技术更新迭代仍集中于“机器学习”领域中。在中国，“机器学习（含深度学习）”占比相对全球更高（82.46%）。最后，通过对科学出版物的健康医疗研究问题与聚焦技术细分领域的共现热力图进行分析，发现无论是全球视角还是中国视角，“环境和公共卫生”“卫生保健质量、获取和评价”及“肿瘤”与“机器学习”的交叉研究均是该领域的热点。

二、专利技术方面

我国健康医疗人工智能专利技术数量逐年增加，处于全球领先地位。针对“呼吸道疾病”“神经系统疾病”和“消化系统疾病”领域的机器学习技术还有很大的突破空间。我们通过 FOR 分类体系，从 Dimensions 数据库中获取了健康医疗人工智能专利，通过对专利数量、解决的健康医疗问题、细分技术及科学出版物向专利技术的转化进行分析，可以发现，全球范围内健康医疗人工智能专利数量近年来稳定增长，2018 年以后我国反超美国，在专利数量上成果居全球第一，相比之下，其他国家在过去 10 年间专利数量增势不明显。进一步对专利权人进行分析，发现我国拥有专利技术最多的专利权人主要为高校等研究机构，而全球主要的专利权人以大型科技企业为主，该现象体现了我国健康医疗人工智能技术进一步市场化的潜力不足，应促进相关技术向企业的流动，促进形成面向市场的产品投入应用。进一步对专利技术针对的健康医疗问题进行分析，发现“环境和公共卫生”“卫生保健质量、获取和评价”和“卫生保健设施、人力和服务”领域的专利数量最多，而我国的专利技术主要集中在“环境和公共卫生”“卫生保健质量、获取和评价”和“卫生保健设施、人力和服务”领域。在细分技术领域，“机器学习”仍是占比最多的技术。

进一步对健康医疗问题——聚焦技术在科学出版物与专利技术间的转化进行分析，结果发现全球范围内“卫生管理服务”“卫生保健质量获取和评价”及“病理状态、体征和症状”领域的机器人在科学研究中得到较多的探索，但在专利技术中的排名大幅下降，研究成果尚未成熟，向应用技术的转化较低。在我国，“呼吸道疾病”“神经系统疾病”和“消化系统疾病”领域的机器学习技术在科学研究中得到较多的探索，但在专利技术中的排名大幅下降，研究成果尚未成熟，向应用技术的转化较低，专利技术在上述领域还有很大的突破空间。

三、临床试验方面

1. 中国已成为健康医疗 AI 临床试验的最主要贡献者　自 2017 年起，全球 AI 临床试验的新增数量呈快速递增趋势，其主要增长来源为中国和美国，且双方呈现出竞争态势。2017 年始，中国已经成为全球每年开展 AI 临床试验数量最多的国家；2020 年中国 AI 临床试验的新增数量达到全球相关临床试验的近 50%。同时，中国从事 AI 临床试验的研究机构也迅速增多。从 2016 年起，中国从事过 AI 临床试验的研究机构在全球相关研究机构中占比超过 10%，2017 年占全球 AI 临床试验的研究机构数量超过 20%，并在今后几年内占比维持在 14% ～ 20%。这与中国在 2016 年和 2017 年集中推进的一系列“互联网 + 健康医疗”的宏观政策的发展相一致。2016 年 3 月人工智能概念首次进入“十三五”重大工程，2016 年 6 月国务院发布《关于促进和规范健康医疗大数据应用发展的指导意见》，2017 年 1 月国家卫生和计划生育委员会发布《“十三五”全国人口健康信息化发展规划》，2017 年 7 月国务院发布了首份以人工智能为核心规划的《新一代人工智能发展规划》，2017 年 12 月工业和信息化部发布《促进新一代人工智能产业发展三年行动计划（2018—2020 年）》，2018 年 5 月国务院发布《关于促进“互联网 + 医疗健康”发展的意见》。对比世界其他各国医疗人工智能国家战略的发布情况，中国国家层面人工智能政策的出台迅速而密集，中国的智慧医疗行业正进入急速发展的新时期。

2. 健康医疗 AI 临床试验的疾病谱以癌症为主，医疗服务可及性较低地区对医疗 AI 的利用有待加强　对健康医疗领域 AI 临床试验涉及的疾病谱分析显示，我国 AI 临床试验的研究主要集中在以乳腺癌和肺癌为主的各种癌症、脑卒中等急性心脑血管疾病和不同病因导致的眼部疾病。与我国疾病谱不同的是，帕金森病、抑郁症等更多出现在全球 AI 临床试验的研究关键词中。本次新型冠状病毒感染暴发与医疗 AI 的结合研究也占据了较大比例，我们已在此次疾病暴发中感受到 AI 在重大公共卫生事件应急和传染病监测预警领域的应用前景。

全球 AI 临床试验主要集中在高收入国家，低收入及中低收入国家的 AI 临床试验数量占比不及高收入国家的 10%。同时，医疗可及性较高的国家或地区，其 AI 临床试验的研究量越大。这与应用医疗 AI 缓解地区医疗资源紧缺问题的期望效应并不一致。医疗 AI 在临床实践中的有效应用对于低收入 / 低医疗可及性的国家提高基层医疗服务能力、质量和效率，缓解医疗资源分配不均等问题具有重要意义。然而，由于研究资源的不均衡，低收入国家缺乏相应的人力与物力资源开展医疗 AI 的相关研究，而这可能会导致医疗 AI 研究进一步加重现有的国家或地区间医疗服务可及性和质量两极分化的问题。对于医疗 AI 研究与应用所涉及的公平性问题仍有待于进一步的深入探讨。在 AI 临床试验中，低收入国家诊断试验类干预比例较高，高收入国家设备类干预和行为干预比例较高。在低收入国家或地区，利用医疗 AI 设备提高常见疾病的诊断质量与效率，可能更有助于大幅度提高当地的一般健康水平，改善患者预后。

新型冠状病毒感染暴发对我国 AI 临床试验造成影响。我国新增 AI 相关临床试验在 2020 年达到高峰，而在之后 2 年内缓步下降，这是由于 2020 年针对本次新型冠状病毒感染暴发注册并实施的相关试验激增。本次新型冠状病毒感染暴发持续时间长、影响范围广，但随着新型冠状病毒感染暴发缓和，新增临床试验数量正回归到新型冠状病毒感染暴发前水平，导致图表上的数据下降及全球范围内新增数量的降低。与新增试验数量下降相反的是，2021 年我国参与 AI 临床试验研究机构的数量略有上升，体现出更多的机构都开始参与到研发测试健康医疗 AI 相关技术产业中。除去新型冠状病毒感染暴发对行业造成的不良影响外，2020—2022 年关于新型冠状病毒感染暴发与 AI 技术的结合也成为 AI 在重大公共卫生事件应急和传染病监测预警领域的试金石。

3. 健康医疗 AI 临床研究与评估方法正在逐步发展　在全球 AI 临床试验中，接近 80% 的临床试验不能被划分入传统临床试验的第 3、第 4 分期，且传统临床试验分期的划分规则不适用于大部分 AI 的临床试验。此外，不同研究机构对于干预性研究和观察性研究的定义分类理解不同。这提示，AI 临床试验的研究设计及评估与传统临床试验可能有较大差别。近年间，AI 临床试验的研究设计规范、报告规范都处于发展阶段，但缺乏能被广泛认可的单一指南规范。2017 年，《新英格兰医学杂志》（*The New England Journal of Medicine*，*NEJM*）发布了 FDA 制定的 AI 临床试验研究分期指南，确定了 AI 临床试验研究分期的方向。2020 年医学领域的权威期刊——《自然医学》（*Nature Medicine*）、《英国医学杂志》（*The BMJ*）和《柳叶刀》（*The Lancet*）联合发布了首个 AI 临床试验国际标准：用以规范具有 AI 干预措施的临床试验的研究方案指南 SPIRIT-AI 和用以规范 AI 临床试验研究报告的指南 CONSORT-AI。两项指南分别是基于传统临床试验的国际通用标准《SPIRIT 2013 研究指南》与《CONSORT 2010 报告指南》，采用阶段性共识流程制定而成。同年，医学信息学领域权威期刊《美国医学信息学协会杂志》（*Journal of the American Medical Informatics Association*，*JAMIA*）发布了首个 AI 临床试验的分期研究的具体框架，该框架由 IBM 研究院（IBM Research）基于上述 FDA 发布的 AI 临床试验分期指南制定，进一步明确了 AI 临床试验各个分期阶段的研究实施细节。2022 年，一个新的关于决策支持系统的报告规范指南 DECIDE-AI 发布在《自然医学》上，该指南强调了健康医疗 AI 技术的发展方向为辅助支持，而非替代医疗从业者。

四、医疗器械方面

1. *中国人工智能医疗器械的发展仍处于早期阶段* 2020 年我国第一款人工智能医疗器械经过国家药品监督管理局批准注册，与美国 1995 年批准注册的第一款人工智能医疗器械相比，我国的人工智能医疗器械开始市场化晚了 25 年。但美国人工智能医疗器械的快速增长期始于 2016 年，我国自 2020 年开始人工智能医疗器械获批注册量逐年累积，但增速较为稳定。从获批注册总量上来看，我国人工智能医疗器械仅是美国获批数量的 11%。这与我国人工智能产业发展较晚相关，2016 年 3 月人工智能概念首次进入“十三五”重大工程，2016 年 6 月国务院发布《关于促进和规范健康医疗大数据应用发展的指导意见》，2017 年 1 月国家卫生和计划生育委员会发布《“十三五”全国人口健康信息化发展规划》，2017 年 7 月国务院发布了首份以人工智能为核心规划的《新一代人工智能发展规划》，2017 年 12 月工业和信息化部发布《促进新一代人工智能产业发展三年行动计划（2018—2020 年）》，2018 年 5 月国务院发布《关于促进“互联网 + 医疗健康”发展的意见》。2019 年我国发布首个人工智能医疗器械相关的技术审评要点《深度学习辅助决策医疗器械软件审评要点》，随后相关指导原则和政策密集发布，涵盖多个类型的人工智能医疗器械，随着监管制度的不断完善，我国人工智能医疗器械的发展也将不断加快。

2. *人工智能医疗器械的监管仍无达成共识的统一标准及框架* 人工智能医疗器械的监管审批应以其风险等级进行分类，该分类依据是各国监管的主要参照，然而各国针对风险等级的划分具有不同定义。我国国家药品监督管理局发布的《人工智能医用软件产品分类界定指导原则》根据预期用途、算法成熟度等因素确定其管理类别，对于算法成熟度低、安全有效性尚未充分验证的人工智能医用软件，根据其预期用途是否为临床辅助决策将其分为第二类医疗器械管理及第三类医疗器械管理。美国 FDA 基于人工智能医疗器械应对的医疗服务的严重情况以及医疗器械提供信息的预期用途将风险等级分为 4 类，然而审批途径没有充分考虑风险等级，因此本研究中可以发现美国绝大多数人工智能医疗器械是经过 510（k）审批通过，而中国大多数人工智能医疗器械以第三类医疗器械进行严格监管，存在相同类型和相同预期用途的人工智能医疗器械在两个国家按照不同级别监管审批。审批标准和框架的不统一将阻碍人工智能医疗器械的广泛部署和实施，也对真实世界实施效果的监管评价造成阻碍。面对人工智能医疗器械在真实医疗服务环境中性能存在下降的情况，规范化监管框架将推进人工智能医疗器械在真实世界性能的研究与评估。

3. 人工智能医疗器械主要应用于医疗影像数据的处理，侧重服务于放射科 / 影像科　对人工智能医疗器械的应用领域分析发现，我国与美国均以放射科 / 影像科为人工智能医疗器械主要应用领域，辅助检测是占比最多的预期用途。但人工智能医疗器械的应用领域多样性存在差异，中国的人工智能医疗器械主要集中于 CT 影像的处理，这表明在放射科 / 影像科的应用上，中国的人工智能技术已经取得了显著进展。然而，美国的人工智能应用则更为广泛，涉及细胞识别、血管模拟、菌落成像和免疫检验等多个领域。这种差异可能反映了中、美两国在人工智能医疗器械研发上的不同战略重点和研究方向。而在一项针对 2018 年 1 月 1 日至 2023 年 8 月 18 日期间发表的涉及不同临床实践领域人工智能算法的随机对照试验（randomized controlled trial，RCT）的系统综述中，研究发现人工智能应用于消化系统领域的试验最多（42%），纳入对象以美国主导的研究为主，该结果也说明不同国家健康医疗人工智能战略部署存在差异。其次，中国的人工智能医疗器械侧重于处理 CT 影像数据，这说明我国人工智能技术在其他类型医学数据上的应用不足。随着医疗数据的不断增长和多样化，为了推进人工智能在健康医疗领域的广泛实施和全方面部署，需要进一步探索如何处理不同类型的医疗数据。

参考文献

郑晓琼，2019. 美国 FDA 有效实施医疗器械唯一标识 (UDI) 系统的经验启示 [J]. 中国医药导刊 , 21(10): 630–638.

CENTER FOR DEVICES AND RADIOLOGICAL HEALTH，CENTER FOR BIOLOGICS EVALUATION AND RESEARCH, 2022. Policy for device software functions and mobile medical applications[EB/OL]. 2022(2022–09–27)[2024–02–04]. https://www.fda.gov/regulatory-information/search-fda-guidance-documents/policy-device-software-functions-and-mobile-medical-applications.

CREW B，2020. Artificial-intelligence research escalates amid calls for caution[J]. Nature, 588(7837): S101–S101.

CRUZ RIVERA S, LIU X, CHAN A W, et al，2020. Guidelines for clinical trial protocols for interventions involving artificial intelligence: the spirit-AI extension: 9[J]. Nature Medicine, 26(9): 1351–1363.

FARIS O, SHUREN J，2017. An FDA viewpoint on unique considerations for medical-device clinical trials[J]. The New England Journal of Medicine, 376(14): 1350–1357.

FDA，2021. Artificial intelligence and machine learning in software as a medical device[EB/OL]. (2021–09–22)[2024–01–15]. https://www.fda.gov/ medical-devices/software-medical-device Samd/artificial-intelligence-and-machine-learning-software-medical-device.

FDA，2022. Global approach to software as a medical device[EB/OL]. (2022–09–27)[2024–01–15]. https://www.fda.gov/medical-devices/software-medical-device-samd/global-approach-software medical-device.

FORSYTH J R, CHASE H, ROBERTS N W, et al，2021. Application of the National Institute for Health and Care Excellence evidence standards framework for digital health technologies in assessing mobile-delivered technologies for the self-management of type 2 diabetes mellitus: scoping review[J]. JMIR Diabetes, 6(1): e23687.

HAAKENSTAD A, YEARWOOD J A, FULLMAN N, et al，2022. Assessing performance of the healthcare access and quality index, overall and by select age groups, for 204 countries and territories, 1990—2019: a systematic analysis from the global burden of disease study 2019[J]. The Lancet Global Health, 10(12): e1715–e1743.

HAN R, ACOSTA J N, SHAKERI Z, et al. Randomized Controlled Trials Evaluating AI in Clinical Practice: A Scoping Evaluation[J]. medRXiv preprint, 2023 [2024-04-26]. http://medrxiv.org/lookup/doi/ 10.1101/2023.09.12.23295381.

LENHARO M，2023. An AI revolution is brewing in medicine. what will it look like[J]. Nature, 622(7984): 686–688.

LIU X, CRUZ RIVERA S, MOHER D, et al，2020. Reporting guidelines for clinical trial reports for interventions involving artificial intelligence: the consort-AI extension: 9[J]. Nature Medicine, 26(9): 1364–1374.

LOW J L, HUANG Y, SOOI K, et al，2022. Real-world assessment of attenuated dosing anti-PD1 therapy as an alternative dosing strategy in a high-income country (as defined by World Bank)[J]. Frontiers in Oncology, 12: 932212.

NAGENDRAN M, CHEN Y, LOVEJOY C A, et al，2020. Artificial intelligence versus clinicians: systematic review of design, reporting standards, and claims of deep learning studies[J]. BMJ, 368: m689.

PARK Y, JACKSON G P, FOREMAN M A, et al，2020. Evaluating artificial intelligence in medicine: phases of clinical research[J]. JAMIA Open, 3(3): 326–331.

PRYDZ E B, WADHWA D, 2019. classifying countries by income[EB/OL]. (2029-09-09) [2024–02–04]. https://datatopics.worldbank.org/world-development-indicators/stories/the-classification-of countries-by-income.html.

VASEY B, NAGENDRAN M, CAMPBELL B, et al，2022. Reporting guideline for the early stage clinical evaluation of decision support systems driven by artificial intelligence: Nature Medicine, 28(5): 924-933.

WORLD HEALTH ORGANIZATION，2016. Monitoring and evaluating digital health interventions: a practical guide to conducting research and assessment[M/OL]. Geneva: World Health Organization, (2024-4-26). https:// apps.who.int/iris/handle/10665/252183.

ZHANG D, MISHRA S, BRYNJOLFSSON E, et al, 2021. The AI index 2021 annual report [EB/OL]. arXiv:2103.06312.(2021-03-09)[2024–04–26]. http://arxiv.Org/abs/ 2103.06312v1.